AF154335

Haftungsausschluss

Jegliche Anwendungen, die auf Informationen in diesem Buch basieren, geschehen auf eigene Gefahr. Der Autor haftet nicht für Schäden die durch Anwendungen aufgrund der Informationen dieses Buches entstehen oder entstanden sind und gibt auch keine Heilversprechen! Es wird empfohlen bei gesundheitlichen Problemen immer einen Arzt und/oder Heilpraktiker aufzusuchen. Der Autor hat mit bestem Gewissen und Sorgfalt die Informationen zusammengetragen. Auf Richtigkeit wird keine Garantie übernommen. Ebenso übernimmt der Autor keine Haftung für den Inhalt verlinkter Internetseiten oder anderer Quellen.

Lust auf weitere, spannende Gesundheitsbücher?

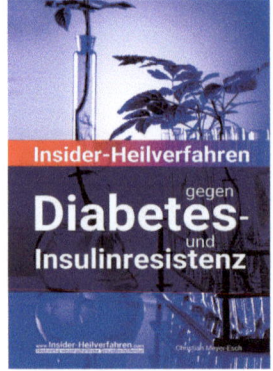
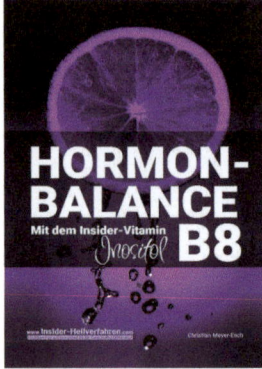
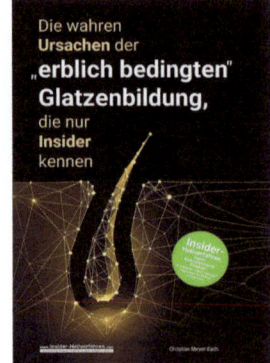
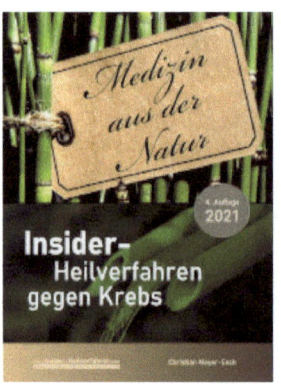
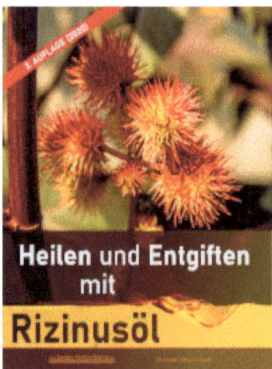
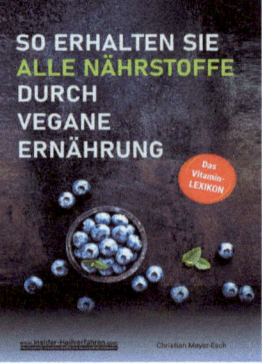
Knochen wie ein Teenager: Insider-Heilverfahren
gegen Osteoporose und Knochenbrüche

INHALTSVERZEICHNIS

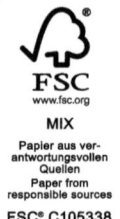
Kapitel 1: Einführung

Osteoporose: Was ist das?
Schwache Knochen verstehen

Die meisten Menschen denken bei Osteoporose zu aller erst an einen Mangel an Calcium und schlussfolgern, dass sie lediglich Calcium in ausreichender Menge zu sich nehmen müssen und schon ist die Osteoporose geheilt. So einfach ist es aber leider nicht! Denn so paradox es klingt: Aber ein Mangel an Calcium ist äußerst selten! Das Problem Osteoporose beschreibt lediglich weiche Knochen und Zähne. Und nur weil diese in der Regel an Calcium mangelhaft sind, muss das nicht bedeuten, dass es einen Calcium-Mangel im ganzen Organismus gibt. Schaut man sich den ganzen Körper eines gealterten Menschen an, stellt man fest, dass im Laufe des Lebens so ziemlich alle Organe und Gewebe maßlos verkalken! Das würde nicht passieren, wenn es im Körper einen Mangel an Calcium gäbe. Das Osteoporose-Problem ist also lediglich ein Problem, was die Herauslösung von Calcium aus Knochen und Zähnen betrifft. Doch wie kommt es eigentlich dazu? Osteoporose wird nur in den seltensten Fällen durch Calcium-Mangel verursacht. Es sind vielmehr ganz andere Stoffe die fehlen und aufgrund dessen sich das Calcium überall im Körper festsetzt. Nur nicht dort wo es hin soll: In die Knochen und Zähne. Die Heilung der Osteoporose besteht also vielmehr in einer Umverteilung des Calciums aus den Blutgefäßen, Organen und Geweben, hin zu Knochen und Zähnen. Das hat zudem den Vorteil, dass Organe und Gewebe entkalkt werden und dadurch wieder effizient arbeiten können. Zahlreiche Studien haben das bewiesen, wie Sie auf den nachfolgenden Seiten erfahren werden. Knochen werden übrigens ständig auf- und abgebaut. Durch so genannte Osteoblasten wird der Knochen aufgebaut, durch Osteoklasten erfolgt der Abbau. Erst wenn sich dieses Gleichgewicht zu Gunsten der Osteoklasten verschiebt, kommt es zum Abbau der Knochensubstanz. Auf Entzündungen reagiert der Körper vermehrt mit der Anlagerung von Calcium (Studie 44). Besonders leicht verkalken Sehnen. Männer sind aufgrund ihres Testosterons besonders anfällig für Verkalkungen, denn Testosteron sowie deren Metaboliten (Dihydrotestosteron, DHT) fördern die Verkalkung. In einer Studie wurde nachgewiesen, dass Testosteron die Verkalkung von Blutgefäßen und Geweben um das 3 bis 4-fache erhöht *(Studie 43)*. Das wird vermutlich auch der Grund sein, warum Männer doppelt so häufig einen Herzinfarkt erleiden als Frauen. Der Vorteil hingegen ist, dass nicht nur Gewebe und Blutgefäße verkalken, sondern auch Knochen. Deswegen haben Männer in der Regel eine höhere Knochendichte als Frauen und leiden deutlich seltener an Osteoporose.

Diagnostik
Wie Sie schwache Knochen diagnostizieren können

Schon 10% weniger Knochendichte gehen mit einem deutlich erhöhten Knochenbruch-Risiko (Fraktur) einher. Wer wissen möchte, wie dicht seine Knochen eigentlich sind, für den eignet sich die so genannte Knochendichte-Messung. Die wohl bekannteste und ausgereifteste Methode zur Knochendichtemessung ist die DXA-Methode (Dual Energy X-Ray Absorptiometry). Sie wurde Ende der 80er Jahre eingeführt und gehört heute zum Gold-Standard der Knochendichte-Messungen. Es werden dabei zwei Energiestrahlen unterschiedlicher Intensität durch das Skelett hindurch geschickt. Durch der Menge der Strahlung, die durch den Knochen gelangt, kann so die Knochendichte berechnet werden. Gemessen wird an Lendenwirbelsäule und Hüfte. Mittlerweile kann aber auch die gesamte Knochenmasse analysiert werden. Die DXA-Methode hat eine sehr geringe Strahlenbelastung von 13 mRem und entspricht nur 1/10 bis 1/100 von dem einer Röntgenaufnahme. Die neue Flashbeam- Technologie kommt sogar mit einer noch geringeren Dosis aus. Die Kosten für die Knochendichtemessung sind allerdings selbst zu tragen und liegen bei ca. 50 Euro.

Zwei Werte sind hier von Bedeutung:

Z-Score (Z-Wert): Vergleich der Knochendichte mit Personen im gleichen Alter und Geschlecht.

T-Score (T-Wert): Vergleich der Knochendichte mit jungen Erwachsenen zwischen 20 und 30 Jahre alt.

Krankheiten und Medikamente, die eine Osteoporose begünstigen

- Magersucht (Anorexia nervosa)
- Eine eingeschränkte Nierenfunktion
- Diabetes
- Überproduktion des körpereigenen Cortisol bzw. des verabreichten Cortison und andere Glukokortikoide
- eine Überfunktion der Schilddrüse und Nebenschilddrüse
- eine gestörte Magen-Darmfunktion
- Einige Krebserkrankungen wie Multiples Myelom
- Allergien (erhöhte Mastzellen / Histamin)
- Autoimmunkrankheiten (erhöhtes IL-17)
- Histamin-Intoleranz (erhöhte Mastzellen / Histamin)
- Asthma (erhöhte Mastzellen / Histamin)
- Hyperprolaktinämie (erhöhtes Prolaktin)

Auch einige Medikamente wie Blutverdünner, Antiandrogene, Aromatasehemmer und Kortison-Präparate können eine Osteoporose auslösen oder verschlimmern.

Wichtige Blutwerte

Wert:	Warum der Wert wichtig ist:	Normwert:
Calcium	Calcium ist ein wesentlicher Bestandteil der Knochen. Abnormale Calciumwerte können auf eine Störung im Knochenstoffwechsel hinweisen.	2,1 - 2,6 mmol/L (8,5 - 10,5 mg/dL)
Phosphat	Phosphat ist ebenfalls ein wichtiger Bestandteil der Knochen. Abweichungen können auf Knochenstoffwechselstörungen hinweisen.	0,81 - 1,45 mmol/L (2,5 - 4,5 mg/dL)
Parat-hormon	Dieses Hormon reguliert den Calcium- und Phosphathaushalt im Blut und den Knochen. Erhöhte Werte können auf sekundären Hyperparathyreoidismus hinweisen, der oft bei Osteoporose auftritt.	10 - 65 pg/mL (1,1 - 7,6 pmol/L)
25-Hydroxy-Vitamin D	Vitamin D ist entscheidend für die Calciumaufnahme und den Knochenstoffwechsel. Ein Mangel an Vitamin D kann zu einer verminderten Knochendichte und Osteoporose führen.	30 - 100 ng/mL (75 - 250 nmol/L)

Alkalische Phosphatase	Dieses Enzym ist an der Knochenbildung beteiligt. Erhöhte Werte können auf eine gesteigerte Knochenumbaurate hinweisen.	44 - 147 U/L
Osteocalcin	Ein Protein, das von Osteoblasten produziert wird und ein Marker für die Knochenbildung ist.	11 - 43 ng/mL
C-terminales Telopeptid (CTX)	Ein Abbauprodukt von Kollagen, das ein Marker für den Knochenabbau ist.	0,016 - 0,584 ng/mL (16 - 584 pg/mL)
N-terminales Telopeptid (NTX)	Ein weiterer Marker für den Knochenabbau.	9,5 - 23 nM BCE (Bone Collagen Equivalents)
Ferritin	Ist das Speicherprotein für Eisen. Studien haben einen Zusammenhang zwischen zu hohen Eisenwerten und Osteoporose gezeigt.	**Männer:** 30 - 400 ng/mL **Frauen vor der Menopause:** 15 - 150 ng/mL **Frauen nach der Menopause:** 15 - 200 ng/mL
Magnesium	Magnesium-Mangel ist mit Osteoporose assoziiert, da Magnesium wichtig ist für den Einbau von Calcium sowie die Aktivierung von Vitamin D.	0,75 - 1,0 mmol/L (1,8 - 2,4 mg/dL)

Kalium	Ein Mangel ist mit Osteoporose assoziiert. Um ein genaueres Bild des Kaliumstatus im Körper zu bekommen, könnte die Messung des Kaliumgehalts im **Vollblut** oder in den roten Blutkörperchen sinnvoll sein. Die Messung im Serum gibt jedoch immer noch wertvolle Informationen, insbesondere wenn es um akute Veränderungen im Kaliumhaushalt geht, die klinisch relevant sein können.	**Serum:** 3,5 - 5,0 mmol/L **Vollblut:** 140-150 mmol/L
Zink	Zink ist ein essentielles Spurenelement, das an der Synthese von Kollagen und der Mineralisation der Knochen beteiligt ist.	70 - 120 µg/dL (10,7 - 18,4 µmol/L)
Kupfer	Kupfer spielt eine wichtige Rolle bei der Kollagensynthese und der Bildung von Knochengewebe.	70 - 140 µg/dL (11 - 22 µmol/L)
Selen	Ein Selenmangel kann das Risiko für Osteoporose erhöhen, da Selen eine Rolle bei der Knochenbildung und dem Schutz vor oxidativem Stress spielt.	50 - 120 µg/L

Calcium als Nahrungsergänzung: Nur im Ausnahmefall
Warum Calcium das Osteoporose-Problem nicht löst

Wie bereits im Abschnitt „Osteoporose: Was ist das?" erwähnt, ist Osteoporose nur in den aller seltensten Fällen ein Mangel an Calcium. Ganz im Gegenteil. Je älter wir werden, desto mehr verkalken unsere ganzen Organe und Gewebe. Es ist also vielmehr das Ziel, das Calcium dort hin zu bringen, wo es hin soll: In die Knochen und Zähne und raus aus Geweben und Blutgefäßen. Erst wenn dieses Ziel erreicht ist (und nur dann!), könnte man an die Einnahme eines Calcium-Präparates denken. Interessant wäre also in diesem Zusammenhang zu wissen, in wie weit sich Calcium-Präparate (als Nahrungsergänzungsmittel) eingenommen, auf unsere Gesundheit auswirken. Laut einer Meta-Analyse steigt das Risiko an Herzinfarkt oder Schlaganfall zu erkranken signifikant, wenn Calciumpräparate eingenommen werden! Bei calciumreicher Ernährung fand man hingegen kein erhöhtes Risiko *(65)*. Wesentliche epidemiologische Beweise haben gezeigt, dass das Serum-Calcium im oberen Teil des normalen Bereichs ein Risikofaktor für Gefäßerkrankungen ist und dass Calciumpräparate das Serum-Calcium akut erhöhen. Wenn Sie also ohnehin schon verkalkte Gefäße und Gewebe haben (was ja so gut wie bei jedem Menschen der Fall ist), würde die Einnahme eines Calcium-Präparates dieses Problem noch weiter verschlimmern und das Herzinfarkt-Risiko (Verkalkung der Blutgefäße!) deutlich erhöhen. Um dennoch ausreichend Calcium für starke Knochen zu bekommen, finden Sie nachfolgend eine Tabelle mit den calciumreichsten Lebensmitteln.

Calcium in pflanzlichen Nahrungsmitteln:

(Geröstete) Sesamkörner	**990 mg**
Tofu	**680 mg**
Chia Samen	**630 mg**
Sesambutter	**420 mg**
Mandelbutter	**350 mg**
Mandeln	**270 mg**
Leinsamen	**250 mg**
Rohes Rübengrün	**190 mg**
Getrocknete Feigen	**160 mg**
Rucola	**160 mg**
Grapefruitsaft	**150 mg**
Gekochte grüne Sojabohnen	**150 mg**
Grünkohl (gekocht)	**140 mg**
Petersilie	**140 mg**
Spinat	**140 mg**
Sojamilch	**120 mg**
Haselnüsse	**120 mg**
Brunnenkresse	**120 mg**
Getrocknete Spirulina	**120 mg**
Gekochte Senfblätter	**120 mg**
Sonnengetrocknete Tomaten	**110 mg**
Pistazien	**100 mg**
Gekochte Sojabohnen	**100 mg**
Walnüsse	**100 mg**
Erdnüsse	**90 mg**
Rhabarber	**90 mg**
Oliven	**90 mg**
Macadamianüsse	**85 mg**
Sonnenblumenkerne	**80 mg**
Pecannüsse	**70 mg**
Gekochte weiße Bohnen	**70 mg**
Rosinen	**60 mg**

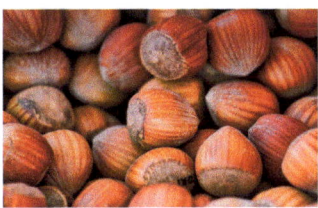

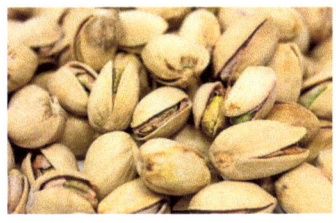

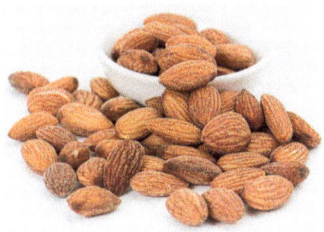

(Quelle:
US DEPARTMENT OF
AGRICULTURE)
Angaben sind ungefähre
Werte und auf/abgerundet.
Empfohlene Tageszufuhr
für Erwachsene:
1.000 mg / Tag

Alle Angaben je 100 g

Ursachen für Osteoporose
Was verursacht schwache Knochen?

Osteoporose durch zu hohes Cortisol

Hypercortisolismus, auch als Cushing-Syndrom bekannt, ist eine Erkrankung, die durch einen Überschuss des Hormons Cortisol im Körper gekennzeichnet ist. Die Ursachen für Hypercortisolismus lassen sich in zwei Hauptkategorien einteilen: exogene (äußere) und endogene (innere) Ursachen.

Exogene Ursachen:

Langfristige Einnahme von Glukokortikoiden: Die häufigste Ursache für Hypercortisolismus ist die langfristige Einnahme von Glukokortikoid-Medikamenten wie Prednison zur Behandlung von entzündlichen oder autoimmunen Erkrankungen wie Asthma, rheumatoider Arthritis oder Lupus.

Endogene Ursachen:

Cushing-Krankheit: Die häufigste endogene Ursache ist die Cushing-Krankheit, bei der ein gutartiger Tumor (Adenom) in der Hypophyse (Hirnanhangdrüse) zu einer Überproduktion des adrenokortikotropen Hormons (ACTH) führt. Dieses Hormon stimuliert die Nebennieren zur übermäßigen Produktion von Cortisol.

Adrenale Tumoren:

Gutartige oder bösartige Tumoren in den Nebennieren selbst können direkt zu einer übermäßigen Produktion von Cortisol führen, unabhängig von der ACTH-Stimulation durch die Hypophyse.

Ektopisches ACTH-Syndrom:
Manchmal produzieren nicht-hypophysäre Tumoren, meist in der Lunge (z.B. kleinzelliges Lungenkarzinom), ACTH. Diese Tumoren sind als ektopische ACTH-produzierende Tumoren bekannt und können zu erhöhten Cortisolspiegeln führen.

Ektopische CRH-Produktion:
Seltener produzieren Tumoren das Corticotropin-Releasing-Hormon (CRH), welches die Hypophyse zur Produktion von ACTH stimuliert, was wiederum die Nebennieren zur Produktion von Cortisol anregt.

Seltene Ursachen:

Makronoduläre Nebennierenhyperplasie: Eine seltene Erkrankung, bei der die Nebennieren vergrößert und knotig werden und autonom Cortisol produzieren.

Primäre Pigmentierte Noduläre Nebennierenhyperplasie (PPNAD): Eine seltene genetische Störung, bei der kleine pigmentierte Knoten in den Nebennieren zu einer übermäßigen Cortisolproduktion führen.

Osteoporose durch zu hohes Prolaktin

Ein Überschuss an Prolaktin, auch Hyperprolaktinämie genannt, kann durch verschiedene Faktoren und Bedingungen verursacht werden. Prolaktin ist ein Hormon, das in der Hypophyse (Hirnanhangdrüse) produziert wird und hauptsächlich für die Milchproduktion nach der Geburt verantwortlich ist. Die Ursachen für einen Prolaktinüberschuss lassen sich in physiologische, pathologische und pharmakologische Kategorien einteilen.

Physiologische Ursachen:

Schwangerschaft und Stillzeit: Während der Schwangerschaft und Stillzeit steigt der Prolaktinspiegel natürlich an, um die Milchproduktion zu unterstützen.

Stress: Körperlicher und emotionaler Stress kann vorübergehend die Prolaktinspiegel erhöhen.

Schlaf: Prolaktinspiegel sind während des Schlafs höher und können direkt nach dem Aufwachen gemessen werden.

Sexuelle Aktivität: Auch nach dem Orgasmus können die Prolaktinspiegel ansteigen.

Pathologische Ursachen:

Prolaktinome: Gutartige Tumoren der Hypophyse, die Prolaktin produzieren. Diese sind die häufigste pathologische Ursache für Hyperprolaktinämie.

Hypothalamische Erkrankungen: Erkrankungen oder Tumoren im Hypothalamus, der den Prolaktinspiegel reguliert, können ebenfalls zu erhöhten Prolaktinwerten führen.

Hypothyreose (Schilddrüsenunterfunktion): Eine unzureichende Produktion von Schilddrüsenhormonen kann zur Erhöhung der TRH (Thyreotropin-Releasing-Hormon) führen, welches die Freisetzung von Prolaktin stimuliert.

Chronisches Nierenversagen: Dies kann zu einer verminderten Clearance von Prolaktin und somit zu erhöhten Prolaktinspiegeln führen.

Lebererkrankungen: Schwere Lebererkrankungen können die Prolaktinmetabolisierung beeinträchtigen und somit die Spiegel erhöhen.

Pharmakologische Ursachen:

Bestimmte Medikamente können den Prolaktinspiegel erhöhen, darunter:
Antipsychotika: Medikamente wie Risperidon und Haloperidol können die Dopaminrezeptoren blockieren, was die Prolaktinfreisetzung erhöht.

Antidepressiva: Einige trizyklische Antidepressiva und SSRIs (selektive Serotonin-Wiederaufnahmehemmer) können ebenfalls zu erhöhten Prolaktinspiegeln führen.

Blutdruckmedikamente: Zum Beispiel Methyldopa und Verapamil.

Östrogene: Hormonersatztherapien und bestimmte Verhütungsmittel.

Weitere Ursachen:

Bruststimulation: Intensive Bruststimulation oder Verletzungen der Brust können die Prolaktinfreisetzung erhöhen.

Idiopathische Hyperprolaktinämie: In einigen Fällen bleibt die Ursache unbekannt, und man spricht von idiopathischer Hyperprolaktinämie.

Osteoporose in den Wechseljahren

Frauen, insbesondere nach den Wechseljahren, erleben einen natürlichen Rückgang der Östrogenproduktion. Östrogen spielt eine Schlüsselrolle bei der Erhaltung der Knochendichte. Ein Mangel an Östrogen kann zu einer beschleunigten Knochenresorption führen.

Osteoporose durch Diabetes

Menschen mit Diabetes (Typ 1 und Typ 2) sind hochgradig für Osteoporose und Knochenbrüche gefährdet! Bis heute ist der Mechanismus noch nicht vollständig verstanden. Man weiß allerdings, dass Menschen mit Diabetes weichere Knochen haben und deutlich häufiger von Knochenbrüchen betroffen sind und diese auch sehr schlecht heilen. Maßnahmen gegen Diabetes finden Sie in meinem Buch *„Insider-Heilverfahren gegen Diabetes- und Insulinresistenz".*

Osteoporose durch Mangel an Bewegung

Speziell *Krafttraining*, eignet sich nicht nur für den Aufbau von Muskulatur. Auch die Knochendichte erhöht sich! Es ist daher wichtig, durch regelmäßige Bewegung bzw. Krafttraining, die Knochendichte zu stärken. Es ist z.B. bekannt, dass Astronauten, die lange im Weltall waren, schwere Osteoporose entwickelten. Sobald der Körper merkt, dass Knochen und Muskeln nicht mehr gebraucht werden, baut er sie ab.

Osteoporose durch unzureichende Nährstoffzufuhr

Wenn wichtige Nährstoffe wie Calcium, Magnesium, Vitamin D und einige mehr, fehlen, hat der Körper nicht genug Baumaterial, um die Knochendichte zu erhöhen.

Osteoporose durch Eisen-Überschuss

Neueste Studien zeigen einen Zusammenhang zwischen hohen
Eisen-Werten und Osteoporose.

Osteoporose durch Medikamente

Einige Medikamente können den Knochenabbau fördern oder
die Knochengesundheit negativ beeinflussen. Hier sind einige
Beispiele:

1. Glukokortikoide (Kortikosteroide)

Beispiele: Prednison, Dexamethason
Wirkung: Langfristige Anwendung kann zu Knochenschwund
und Osteoporose führen, da sie die Aktivität der Osteoblasten
hemmen und die Osteoklastenaktivität erhöhen.

2. Antiepileptika

Beispiele: Phenytoin, Phenobarbital, Carbamazepin
Wirkung: Diese Medikamente können den Vitamin-D-
Stoffwechsel beeinflussen und somit die Calciumaufnahme und
Knochengesundheit beeinträchtigen.

3. Protonenpumpenhemmer (PPI)

Beispiele: Omeprazol, Esomeprazol, Pantoprazol
Wirkung: Langfristige Anwendung kann die Calciumaufnahme
im Darm reduzieren und das Risiko für Knochenbrüche
erhöhen.

4. Aromatasehemmer

Beispiele: Anastrozol, Letrozol, Exemestan

Wirkung: Diese Medikamente werden zur Behandlung von Brustkrebs eingesetzt und reduzieren den Östrogenspiegel, was zu Knochenschwund führen kann.

5. Heparin und andere Antikoagulanzien

Beispiele: Unfraktioniertes Heparin, Warfarin
Wirkung: Langfristige Anwendung kann Knochenschwund verursachen, möglicherweise durch einen Einfluss auf die Knochenzellen oder den Calciumstoffwechsel.

6. Thiazolidindione (TZDs)

Beispiele: Pioglitazon, Rosiglitazon
Wirkung: Diese Medikamente zur Behandlung von Diabetes können die Knochendichte reduzieren und das Risiko von Knochenbrüchen erhöhen.

7. GnRH-Analoga (Gonadotropin-Releasing-Hormon-Analoga)

Beispiele: Leuprorelin, Goserelin
Wirkung: Diese Medikamente werden zur Behandlung von Prostatakrebs und Endometriose eingesetzt und können den Östrogen- und Testosteronspiegel senken, was zu Knochenschwund führen kann.

8. Immunmodulatoren und Chemotherapeutika

Beispiele: Methotrexat, Cyclosporin
Wirkung: Langfristige Anwendung kann die Knochengesundheit beeinträchtigen, möglicherweise durch direkte toxische Effekte auf die Knochenzellen oder indirekt durch Beeinflussung des Kalzium- und Vitamin-D-Stoffwechsels.

9. Antidepressiva
Beispiele: Selektive Serotonin-Wiederaufnahmehemmer (SSRIs) wie Fluoxetin, Sertralin
Wirkung: Es gibt Hinweise darauf, dass diese Medikamente den Knochenabbau fördern können, möglicherweise durch Auswirkungen auf den Calciumstoffwechsel oder die Osteoblastenaktivität.

Wenn Sie eines dieser Medikamente einnehmen müssen, ist es wichtig, regelmäßige Knochendichte-Messungen durchzuführen und präventive Maßnahmen zu ergreifen.

Osteoporose durch Schwermetalle
Studien untersuchten den Zusammenhang zwischen Schwermetallbelastung und Knochendichte anhand von Daten aus einer landesweiten Stichprobe koreanischer Bürger. Insgesamt wurden 2.429 Personen aus der Korea National Health and Nutrition Examination Survey von 2008 bis 2011 einbezogen. Die Forscher analysierten die Konzentrationen von Blei, Quecksilber und Cadmium im Blut sowie sozioökonomische und demografische Faktoren und die Knochenmineraldichte (BMD). Die Ergebnisse zeigen, dass Frauen in den Wechseljahren, Raucherinnen, häufige Alkoholkonsumentinnen, Frauen mit niedrigem Bildungsniveau und niedrigem Einkommen häufiger an Osteopenie oder Osteoporose litten und höhere Schwermetallkonzentrationen im Blut aufwiesen. Insbesondere hatten Personen im höchsten Quartil der Blutbleikonzentration ein 1,47-fach erhöhtes Risiko für Osteopenie oder Osteoporose. Für Blutcadmium war das

Risiko sogar 2,1-mal höher. Die Studie kommt zu dem Schluss, dass eine erhöhte Schwermetallbelastung, insbesondere durch Blei und Cadmium, mit einer niedrigeren Knochendichte verbunden ist und somit ein Risikofaktor für Osteoporose sein könnte *(254)*.

Eine weitere Studie *(255)* untersuchte, ob Schwermetalle im Knochengewebe mit Veränderungen im Knochenstoffwechsel und der Knochenstruktur bei Patienten mit Osteoporose in Zusammenhang stehen. Dazu wurden Knochenbiopsien von 25 osteoporotischen Patienten und 25 Patienten mit Osteoarthritis sowie von 15 Kontrollpatienten, die sich einer Hüftoperation unterzogen hatten, analysiert. **Die Ergebnisse zeigten, dass osteoporotische Patienten eine Ansammlung von Blei, Cadmium und Chrom in ihrem Knochengewebe aufwiesen.** Besonders auffällig war, dass hohe Sklerostinwerte (ein Protein, das den Knochenstoffwechsel reguliert) mit der Anwesenheit dieser Schwermetalle korrelierten. Dies deutet auf eine mögliche molekulare Verbindung zwischen Schwermetallansammlung und Knochenstoffwechselstörungen hin. Daher sind Schwermetall entgiftende Maßnahmen auch Teil des Osteoporose-Programms dieses Buches.

Kapitel 2: Die wichtigsten essentiellen Nährstoffe für starke Knochen

Magnesium
Das wichtigste Mineral für starke Knochen

Dieser Mineralstoff ist gegen Osteoporose und für starke Knochen das aller Wichtigste! Eine Studie von Frauen mit Osteoporose berichtete über eine signifikant erhöhte Knochenmineraldichte mit 250 mg/Tag im Vergleich zu einer Kontrollgruppe, die keine Magnesium-Präparate einnahm *(Studie 53)*. **Etwa 60% des gesamten Magnesiums werden in den Knochen gespeichert.** Da Magnesium der Gegenspieler von Calciums ist, könnte man irrtümlich annehmen, dass man Magnesium bei Osteoporose eher meiden sollte. Doch das Gegenteil ist der Fall. Wie Sie in den vorherigen Kapiteln bereits lesen konnten, ist ein Mangel an Calcium nicht das Problem. Sondern, dass das vorhandene Calcium nicht in die Knochen und Zähne gelangen kann.

Magnesium in pflanzlichen Nahrungsmitteln:

Weizenkleie	**590 mg**
Kürbiskerne	**402 mg**
Sonnenblumenkerne	**395 mg**
Leinsamen	**350 mg**
Sesam	**347 mg**
Cashewnüsse	**255 mg**
Weizenkeime	**250 mg**
Sojabohnen	**250 mg**
Hefe	**230 mg**
Mandeln süß	**220 mg**
Erdnuss geröstet	**182 mg**
Erdnussbutter/mus	**180 mg**
Hirse	**170 mg**
Paranüsse	**160 mg**
Haselnüsse	**155 mg**

Alle Angaben je 100 g
(Quelle: US DEPARTMENT OF AGRICULTURE)

Und genau hier setzt Magnesium an. Bei Magnesium-mangelhaften Nagetieren fand man erhöhte Entzündungs-Parameter im Blut wie TNFα, Interleukin-1 und Interleukin-6. Auch freie Radikale (oxidativer Stress) erhöhten sich bei Magnesium-Mangel deutlich. Laut einer Untersuchung beträgt die durchschnittliche Magnesium-Aufnahme bei Frauen 68% der empfohlenen Tagesdosis, was darauf hindeutet, dass ein großer Teil der Bevölkerung erhebliche Magnesium-Defizite in der Ernährung aufweist. Die moderne westliche Ernährung mit ihren vielen calciumreichen Milchprodukten und dem wenigen Magnesium in den Nahrungsmitteln, führt zu großen gesundheitlichen Problemen. Magnesium ist auch direkt an das ATP (Adenosintriphosphat) gebunden, der Energielieferant jeder Zelle. Das bedeutet: Ohne Magnesium gäbe es gar kein ATP und damit auch keine Energie. Magnesium ist auch fester Bestandteil von mehr als 300 Enzymen. Laut der deutschen Gesellschaft für Ernährung liegt der Tagesbedarf an Magnesium bei 300-400 mg/Tag. Frauen brauchen etwas weniger, Männer etwas mehr. In wissenschaftlichen Untersuchungen hat man herausgefunden, dass **Magnesium oral eingenommen zu einer Rückbildung von Kalkablagerungen in Blutgefäßen, Organen und Geweben führt** (*Studien 46, 47*). Achtzig Patienten mit Weichteilverkalkung nahmen an einer Studie teil. Man verabreichte ihnen Magnesium sowohl oral, als auch lokal. Nach 20 Wochen wurden 75% aller Patienten von Kalkablagerungen geheilt. Magnesium kann jedoch auch gespritzt werden oder in Form von Pflastern verwendet werden.

Welche Magnesium-Art hat die höchste Aufnahmefähigkeit?

Viele fragen sich, welche Art von Magnesium wohl am besten geeignet wäre: Magnesiumcitrat, Magnesiumcarbonat, Magnesiumchlorid oder was ganz anderes? Laut wissenschaftlichen Untersuchungen sind die besten Magnesium-Formen **Magnesiumcitrat und Magnesiumgluconat**. Ganz schlecht abgeschnitten hat das Magnesiumoxid. Dieses sei so gut wie gar nicht bioverfügbar. Alle anderen Magnesium-Formen sind irgendwo in der Mitte. Sind also relativ gut bioverfügbar. In den Untersuchungen fand man auch heraus, dass die organischen Magnesiumverbindungen etwas besser bioverfügbar seien als die anorganischen. Der Unterschied sei jedoch nur minimal *(Studien 48, 49, 51, 52)*. Auch das Magnesium aus dem Mineralwasser sei gut bioverfügbar *(Studie 50)*.

Magnesium **Kompaktübersicht** ▾	
Wirkung:	Erhöht die Knochendichte, sorgt dafür dass Vitamin D bioverfügbar wird; ist Bestandteil von mehr als 300 Enzymen und senkt TNFα.
Dosierungs-Richtwert:	Mindestens **500 mg** / Tag Ideal wären jedoch **1.000 mg** / Tag
€ Kosten:	ca. **5 €** / Monat (bei 1.000 mg / Tag)
Bezugs-quellen:	Internetshops, Reformhäuser, Apotheken
Auf was zu achten ist:	Verwenden Sie nur **Magnesiumcitrat** oder **Magnesiumgluconat.** Magnesium kann **abführend** wirken. Eine Einnahme am Abend vor dem Zubettgehen wäre ideal.
Studien:	(5) (46) (47) (48) (49) (50) (51) (52) (53)

Angaben ohne Gewähr. Anwendung auf eigene Gefahr!

Wirkung positiv getestet bei:

In vitro (Reagenzglas)	In vivo (Tiere)	In vivo (Mensch)
✔	✔	✔

Vitamin D
Mit dem Sonnenhormon zu starken Knochen

In der richtigen Dosierung sorgt Vitamin D für die Einlagerung von Calcium in die Knochen und Zähne. Bei einer Überdosierung hingegen verkalken auch Blutgefäße und Gewebe. Aus diesem Grund wird bei der Einnahme von Vitamin D in Tablettenform auch immer zugleich Magnesium und Vitamin K2 empfohlen. Vitamin D ist hauptsächlich bekannt als so genanntes „Sonnen-Vitamin", da es durch Sonneneinstrahlung im Organismus gebildet wird. Der Begriff „Vitamin" hat sich so eingebürgert, doch eigentlich ist Vitamin D gar kein Vitamin, sondern ein *Hormon*. Der Begriff „Vitamin D" bezieht sich auf eine Gruppe von fettlöslichen Verbindungen, die als Vor-Hormone oder Hormon-Vorläufer dienen. Die aktive Form von Vitamin D nennt sich *Calcitriol*. Unter den wohlbekannten Formen von Vitamin D ist Vitamin D3 (Cholecalciferol), das aus der Sonne in der Haut synthetisiert wird. Die anfängliche Form von Vitamin D (7-Dehydrocholesterol) , reist zur Leber, wo es in eine weitere aktivere Form von Vitamin D umgewandelt wird, dem *25-Hydroxyvitamin D (Calcifediol)*. Dies ist die Vitamin D-Form, die auch Labore auf Mängel im Blut untersuchen. Wenn Vitamin D die Leber verlässt, reist es zu den Nieren, wo es noch einmal in die hoch metabolisch aktive Form von Vitamin D namens Calcitriol oder *1,25 Dihydroxyvitamin D* umgewandelt wird. Das gilt nicht mehr als Vitamin, sondern als Steroidhormon. **Calcitriol erhöht die Calciumabsorption aus der Nahrung in unserem**

Verdauungstrakt. Hier noch einmal Schritt für Schritt von der Sonnenaufnahme in der Haut bis zum aktiven Vitamin D:

1. **7-Dehydrocholesterol**
   (Aufnahme durch die Haut in der Sonne)
2. **Cholecalciferol**
   Umwandlung in der Leber zu:
3. **25-Hydroxyvitamin D3**
   Umwandlung in den Nieren zu:
4. **1,25 Dihydroxyvitamin D3**

Der tägliche Bedarf an Vitamin D beträgt etwa 200-600 internationale Einheiten (IE). Der Körper produziert ca. 10.000 IE Vitamin D nach totaler Bestrahlung mit UV-Licht *(Studie 63)*. Die derzeit tolerierbare Einnahme in Europa und Nordamerika beträgt 50 Mikrogramm/ Tag (2000 IE / Tag). Klinische Studien zeigen, dass eine längere Aufnahme von 10.000 IE wahrscheinlich kein Risiko darstellt *(Studie 63)*. Dosen von mehr als 50.000 IE / Tag erhöhen die Werte von 25 (OH) Vitamin D auf mehr als 150 ng / ml und sind mit Hyperkalzämie und Hyperphosphatämie assoziiert. Das bedeutet: Eine Verkalkung von Blutgefäßen, Organen und Geweben und damit eine starke Degeneration der Organfunktionen. Die Folgen sind kaum in Worte zu fassen. Das fängt an mit der Verkalkung der Zirbeldrüse. Dies führt dazu, dass das wichtige „Schlaf-Hormon" Melatonin nicht mehr ausreichend gebildet werden kann. Die Folgen sind Schlafmangel und ein erhöhtes Krebsrisiko. Die Augen verkalken (grauer Star), die Prostata verkalkt (Prostatavergrößerung), die Blutgefäße verkalken (Arteriosklerose mit der Folge Herzinfarkt und Schlaganfall) und so weiter und so fort... Ab welcher täglichen Dosis von

Vitamin D eine Überdosierung auftritt, ist wissenschaftlich noch nicht ganz geklärt. Die derzeitigen Empfehlungen liegen bei 2.000 IE pro Tag. Eine Überdosierung ist nur möglich durch Einnahme von Tabletten, nicht aber durch Sonneneinstrahlung oder Ernährung. Denn durch die Sonne reguliert der Körper den Bedarf an Vitamin D selbst. Ist der Speicher voll, wird kein zusätzliches Vitamin D über die Haut aufgenommen. Und in der Nahrung findet sich sowieso kaum Vitamin D. Am besten ist es, Vitamin D zusammen mit Magnesium, Lysin, Inositol, Bor, essentiellen Fettsäuren, Vitamin C und Vitamin K2 zu kombinieren, so dass das Calcium auch in die Knochen und Zähne gelangen kann und sich nicht in den Blutgefäßen, Organen und Geweben festsetzt. Details dazu finden Sie auf den folgenden Seiten.

Optimale Blutwerte für 25-Hydroxyvitamin D3
(dem Vitamin D-Speicher)

Nanomoll pro Liter (nmol / l)	Nanogramm pro Milliliter (ng/ml)
90 - 100	36 - 40

*(Studien **600**, **601**)*

Optimale Blutwerte für 1,25-OH (das aktive Vitamin D)

	Pikogramm pro Milliliter (pg/ml)
	25 - 45

*(Studie **602**)*

Vitamin D Kompaktübersicht ▼	
Wirkung:	Erhöht zusammen mit Magnesium die Knochendichte
Dosierungs-Richtwert:	Täglich **2.000** bis **5.000 IE** (IU)
€ Kosten:	120 Kapseln zu je 10.000 IE gibt es bereits um die 15 €. Bei einer Tagesdosis von 10.000 IE entsprechen die monatlichen Kosten in etwa **4 €**.
Bezugs-quellen:	Diverse Internetshops, Apotheken, Drogerien, Reformhäuser
Auf was zu achten ist:	Vitamin D wird erst durch Magnesium richtig aktiv! Es ist daher sehr wichtig, Vitamin D mit Magnesium (500 mg / Tag) zu kombinieren! Lassen Sie nach einigen Wochen Ihren Vitamin D-Spiegel messen, um zu prüfen, ob dieser in Ordnung ist.
Studien:	(63) (600) (601) (602)

Angaben ohne Gewähr. Anwendung auf eigene Gefahr!

Wirkung positiv getestet bei:

In vitro (Reagenzglas)	In vivo (Tiere)	In vivo (Mensch)
	✔	✔

Bor
Das Spurenelement der Knochen

Steinharte Knochen, die so fest sind, dass man sie kaum noch zersägen kann. Das könnte auch für Sie bald Realität werden! Mit dem Spurenelement Bor. Dieses Spurenelement gilt in Deutschland als absolute Mangelware. Der Tagesbedarf liegt bei 3 mg/Tag und wird nur von den aller wenigsten Menschen erreicht. Nach Schätzungen nehmen die meisten Menschen weitaus weniger als 1 mg/Tag zu sich.

Bor sorgt dafür, dass

- deutlich **mehr Calcium aus der Nahrung aufgenommen bzw. resorbiert** wird

- dass deutlich weniger Calcium und Magnesium über den Urin verloren geht.

Aber Bor hat noch viele weitere tolle Eigenschaften! Es **erhöht auch die Bioverfügbarkeit von Magnesium** und auch die **Halbwertszeit von Vitamin D** (die Zeit, bis ein Wirkstoff abgebaut wird), wird durch Bor deutlich erhöht. Nur alleine durch die Aufnahme von Bor erhöht sich der Serumspiegel von Vitamin D signifikant. Das Enzym 24-Hydroxylase ist zuständig für den Abbau von Vitamin D. Wissenschaftliche Untersuchungen konnten zeigen, dass Bor in der Lage ist, dieses Enzym zu hemmen und somit die Halbwertszeit von Vitamin D deutlich zu erhöhen *(Studie 83)*. In einer Studie *(84)* wurde die tägliche Calciumausscheidung bei postmenopausalen Frauen um 44% reduziert. Studien an Tieren zeigten eine deutliche

Zunahme der Knochendichte *(Studien 82, 85)*. Der Bor-Gehalt ist je nach Region sehr unterschiedlich. Während in Australien verfügbare Avocados ca. 20 mg Bor pro 100 g aufweisen, sind es bei Avocados die in Deutschland verfügbar sind, nur ca. 9 mg.

Die empfohlene Tageszufuhr für gesunde Erwachsene liegt gerade mal bei **3 - 6 mg / Tag.** Für Menschen mit schwachen Knochen sind allerdings höhere Dosierungen zu empfehlen.

In den letzten Jahren hat jedoch auch **Borax**, eine chemische Verbindung, die Bor enthält, Aufmerksamkeit als mögliches Mittel zur Unterstützung der Knochengesundheit erlangt. Borax, chemisch bekannt als Natriumtetraborat ($Na_2B_4O_7 \cdot 10H_2O$), ist ein natürlich vorkommendes **Mineral, das Bor, Natrium, Sauerstoff und Wasser enthält.** Borax kann die Fähigkeit des Körpers, Calcium aufzunehmen und zu verwerten, verbessern. Dies ist besonders wichtig für Menschen mit Osteoporose, da Calcium ein zentraler Bestandteil der Knochenmatrix ist.

Bor spielt auch eine Rolle bei der Regulierung der Hormone, die den Knochenstoffwechsel beeinflussen. Studien haben gezeigt, dass eine ausreichende Borzufuhr den Östrogenspiegel bei postmenopausalen Frauen erhöhen kann, was zum Schutz der Knochen beiträgt. Borax hat auch entzündungshemmende Eigenschaften, die helfen können, Entzündungen in den Gelenken und Knochen zu reduzieren, was wiederum das Risiko von Knochenbrüchen verringern kann.

Eine übliche Methode zur Einnahme von Borax ist die Auflösung einer sehr geringen Menge in Wasser. Die genaue Dosierung muss individuell angepasst werden, um

Überdosierungen zu vermeiden, da hohe Mengen Bor toxisch sein können.

Eine akute Bor-Supplementierung führte zu einem signifikanten Anstieg der Borkonzentration im Plasma. Eine Studie *(207)* untersuchte die biologischen Auswirkungen von akuter (stündlicher oder täglicher) und wöchentlicher Bor-Supplementierung auf Steroidhormone und Entzündungsbiomarker. Acht gesunde männliche Probanden wurden dreimal ins Labor gebracht. Am Tag 1 wurde eine Kapsel mit 10 mg Bor eingenommen. Blutentnahmen erfolgten alle 2 Stunden für 6 Stunden. Die Probanden nahmen täglich eine Kapsel mit 10 mg Bor zum Frühstück ein. Am Tag 7 wurde erneut eine Blutprobe entnommen. **Die Bor-Konzentration im Plasma nahm nach mehrstündiger und wöchentlicher Einnahme signifikant zu.** Eine sechsstündige Supplementierung führte zu einem **Rückgang des Sexualhormon-bindenden Globulins (SHBG), hochsensitiven CRP (hsCRP) und TNF-α-Spiegels.** Nach einer Woche stieg der mittlere freie Testosteronspiegel im Plasma an, während der mittlere Östradiolspiegel sank. Dihydrotestosteron, Cortisol und Vitamin D waren erhöht. Auch die Konzentrationen **aller drei Entzündungsbiomarker sanken** nach der Supplementierung.

Die Eigenschaften von Bor zusammengefasst:

- Es ist wesentlich für das Wachstum und den **Erhalt der Knochen.**
- Es verbessert die **Wundheilung.**

- Bor wirkt sich positiv auf die Verwendung von **Östrogen, Testosteron** und **Vitamin D** im Körper aus.

- Es fördert die **Magnesiumaufnahme.**

- Es senkt die Werte von **Entzündungsmarkern** wie hochsensitives C-reaktives Protein (hs-CRP) und Tumornekrosefaktor μ (TNF-μ).
- Bor erhöht die Werte von **antioxidativen Enzymen** wie Superoxiddismutase (SOD), Katalase und Glutathionperoxidase.

- Es schützt vor **pestizidbedingtem oxidativem Stress** und Schwermetalltoxizität.

- Es verbessert die elektrische Aktivität des Gehirns, die **kognitive Leistungsfähigkeit** und das **Kurzzeitgedächtnis** älterer Menschen.

- Es hat eine vorbeugende und therapeutische Wirkung bei verschiedenen **Krebsarten** gezeigt, darunter Prostatakrebs, Gebärmutterhalskrebs, Lungenkrebs sowie multiplem und Non-Hodgkin-Lymphom.

(Studie 208)

Bor **Kompaktübersicht ▾**

Wirkung:	• Erhöht die Knochendichte • Verlängert die Halbwertszeit von Vitamin D • Die Bioverfügbarkeit von Magnesium • Erhöht die Aufnahme von Calcium und Magnesium aus der Nahrung. • Darüber hinaus: Krebsschutz, Entzündungshemmung, Erhöhung des antioxidativen Schutzsystems
Dosierungs-Richtwert:	Mindestens **10 mg** / Tag
€ Kosten:	Für 15 € erhalten Sie bereits eine Jahrespackung. Die monatlichen Kosten belaufen sich daher auf ca. **1,25 €**
Bezugs-quellen:	Diverse Internetshops
Auf was zu achten ist:	Eine Überdosierung von Bor kann zu Übelkeit, Erbrechen, Durchfall und anderen gesundheitlichen Problemen führen. Bei **Nierenproblemen** sollte auf Bor verzichtet werden bzw. nur durch die Nahrung aufgenommen werden, da zu hohe Dosen nicht ausreichend ausgeschieden werden können.
Studien:	(81) (82) (83) (84) (85) (207)

Angaben ohne Gewähr. Anwendung auf eigene Gefahr!

Wirkung positiv getestet bei:

In vitro (Reagenzglas)	In vivo (Tiere)	In vivo (Mensch)
	✔	✔

Vitamin K2
Das Knochen-Vitamin

Von Vitamin K gibt es 3 Arten:

K1 (Phyllochinon)= kommt hauptsächlich in grünem Blattgemüse vor und ist hauptsächlich wegen seiner blutgerinnungsfördernden Eigenschaften bekannt. Im Organismus wird es gespeichert in Leber, Niere, Knochenmark und Milz.

K2 (Menachinon)= Diese Form bringt das Calcium von den Gefäßen und Geweben hinein in die Knochen und Zähne. Nur diese Form ist für uns interessant!

K3= ist ein nicht zu empfehlendes synthetisches K-Vitamin.

Das Vitamin K-abhängige Protein, Matrix-GLA-Protein (MGP), ist ein zentraler Verkalkungshemmer, der von den Zellen der vaskulären glatten Muskulatur produziert wird und reguliert die potentiell tödliche Ansammlung von Calcium in den Blutgefäßen. Im Gegensatz zu Vitamin K1 (das in Grünpflanzen vorkommt), wird Vitamin K2 durch Bakterien der Darmflora produziert, wenn Vitamin K1 ausreichend vorhanden ist. Die Vitamin K1-Aufnahme bei Kindern ist seit 1950 signifikant zurückgegangen *(Studie 64)*. Vitamin K2 hat tiefgreifende Effekte auf die Verringerung der Blutgefäß-Verkalkung gezeigt. Es wurde festgestellt, dass die arterielle Verkalkung an kultivierten Rinder- Muskelzellen, die mit anorganischem Phosphat behandelt wurden, signifikant verringert wurde.

In einer anderen Studie reduzierte Vitamin K2 den Fortschritt der Arteriosklerose bei hypercholesterinischen Kaninchen. Außerdem kann Vitamin K2 das Lipidprofil verbessern, indem es die HDL-Werte erhöht und den Gesamtcholesterinspiegel senkt. In Anerkennung der Wirkung von Vitamin K2 auf die Verringerung des Risikos koronarer Herzerkrankungen empfiehlt das International Life Sciences Institute (ILSI Europe) die Einnahme von Vitamin K2 zusätzlich zu K1. Während Vitamin K2 für seine Rolle bei der Modulation der Verkalkung untersucht wird, scheint K1 keinen signifikanten Effekt auf die vaskuläre Verkalkung zu haben, wie in mehreren Studien gezeigt wurde. Vitamin K-Antagonisten wie Warfarin und ihre Derivate, werden als Antikoagulantien an viele Patienten verabreicht. Es wurde festgestellt, dass sie eine Verkalkung in menschlichen Oberschenkelarterien, Mitralklappen, Aortenklappen, Karotis-Arterie und Aorta verursachen. In einer Studie an Ratten konnte gezeigt werden, dass Vitamin K2 in der Lage war, die Calciumablagerungen in den Blutgefäßen um 50% zu verringern *(Studie 66)*. **Studien haben ergeben, dass es nicht nur die Knochenbildung stimuliert, sondern auch den Knochenabbau unterdrückt. Vitamin K2 fördert die Knochenmineraldichte (BMD) und beugt osteoporotischen Frakturen bei Patienten mit altersbedingter Osteoporose vor** *(Studie 1)*. Reich an K2 ist die japanische Spezialität „Natto", aus dem das K2 in Kapselform i.d.R. auch gewonnen wird. Zur Herstellung werden Sojabohnen gekocht und anschließend durch Einwirkung des Bakteriums Bacillus subtilis natto fermentiert. Eine erhöhte Aufnahme von Menachinon (Vitamin K2) wurde des Weiteren mit einer 35% Reduktion des Krebsrisikos verbunden.

Vitamin K2 Kompaktübersicht ▾

Wirkung:	Vitamin K2 ist bekannt dafür, Calcium aus Blutgefäßen und Geweben zu entfernen und es in die Knochen zu transportieren.
Dosierungs -Richtwert:	**200 mcg** / Tag (Mikrogramm)
€ Kosten:	In Apotheken unter der PZN **13343285** gibt es eine Jahres-Packung (365 Tabletten zu je 200 mcg) zum Preis von 18 bis 29 € (Stand 2024). Die monatlichen Kosten betragen in etwa **2,20 €**.
Bezugs-quellen:	Diverse Internet-Shops und in Apotheken.
Auf was zu achten ist:	Achten Sie auf die Form MK-7. Nur diese gewährt eine lange Halbwertszeit von 2,5 Tagen! Vitamin K2 sollten Sie nicht mit Blutverdünnern verwenden (wie z.B. Marcumar), da Vitamin K die blutverdünnende Wirkung der Antikoagulantien abschwächt. Falls die Kapsel nicht bereits ein Öl enthält, nehmen Sie diese zusammen mit einem Öl/Fett ein, da Vitamin K zu den fettlöslichen Vitaminen zählt!
Studien:	(1) (66)

Angaben ohne Gewähr. Anwendung auf eigene Gefahr!

Wirkung positiv getestet bei:

In vitro (Reagenzglas)	In vivo (Tiere)	In vivo (Mensch)
✔	✔	

Kalium
Unterschätztes Mangel-Mineral für starke Knochen

In einer Studie *(200)* wurde bei 266 älteren Frauen im Alter von 70-80 Jahren überprüft, in wie weit eine kaliumreiche Ernährung einen Einfluss auf die Knochendichte hat. Nach

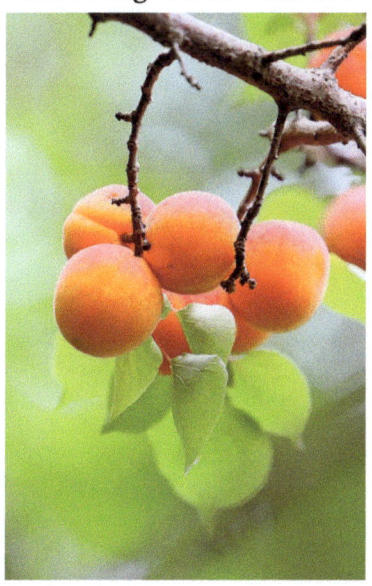

einem Jahr und nach fünf Jahren wurde die Knochendichte erneut gemessen. Als Ergebnis bekamen die Probanden eine deutlich höhere Knochendichte der Hüfte und des gesamten Körpers. Kalium-Mangel ist in der westlichen Welt weit verbreitet. Die Weltgesundheitsorganisation hat festgestellt, dass die Kalium-Aufnahme früher bei 10 g am Tag lag. Heute nur noch bei mageren 3,5 g. Der Gegenspieler von Kalium ist Natrium. Je mehr Natrium wir zu uns nehmen, desto mehr Kalium brauchen wir. Früher lag der Natrium-Konsum gerade mal bei 0,8 g am Tag. Heute ist er auf 4,3 g gestiegen. Sie können sich denken, dass das Auswirkungen auf die Gesundheit hat. Der Kalium-Mangel ist auch eine der Hauptursachen für hohen Blutdruck und auch das Krebsrisiko steigt mit dem Kalium-Mangel. Mehr dazu finden Sie in meinen Büchern *„Insider-Heilverfahren gegen Krebs"* und *„Krebs vorbeugen mit Medizin aus der Natur".* Über eine ausreichende Versorgung mit Natrium hingegen muss man sich im Prinzip keine Sorgen machen, denn unser Essen ist heutzutage stark übersalzen (Kochsalz= Natriumchlorid), sodass ein Mangel an Natrium nicht zu erwarten ist. Nach neuesten Untersuchungen sind 70% aller Menschen mit Kalium unterversorgt. Früher aßen die Menschen sehr viel kaliumhaltiges Obst und Getreide. Natrium hingegen („Das weiße Gold"), war rar. Heute ist es genau umgekehrt. Natrium ist allgegenwärtig und Kalium Mangelware!

In einer weiteren Studie *(201)* hat man festgestellt, dass Natrium in Form von Natriumchlorid (Kochsalz) die Calciumausscheidung im Urin erhöht und kompensatorische Reaktionen verursacht, die zu einem erhöhten Knochenumbau und Knochenverlust führen können!

Insider-Tipp:
Kalium(bi)carbonat
statt Natron:

Natriumbicarbonat (Natron) ist weltweit gegen Übersäuerung bekannt. Es hat einen basischen PH-Wert

Kalium in pflanzlichen Nahrungsmitteln:

Pfifferling getrocknet	**4.485 mg**
Steinpilz getrocknet	**2.177 mg**
Hefe	**2.000 mg**
Sojabohne geröstet	**1.803 mg**
Aprikose getrocknet	**1.654 mg**
Weizenkleie	**1.390 mg**
Pflaumen getrocknet	**1.218 mg**
Banane getrocknet	**1.201 mg**
Feige getrocknet	**1.082 mg**
Kartoffelchips	**1.000 mg**
Pistazie geröstet	**985 mg**
Champignon-cremesuppe	**910 mg**
Weizenkeime	**837 mg**
Süße Mandeln	**835 mg**
Kürbiskerne	**814 mg**
Banane	**360 mg**

Alle Angaben je 100 g
(Quelle: US DEPARTMENT OF AGRICULTURE)

(bis 9). Doch beim Begriff „Natrium" sollten bei Ihnen alle Alarmglocken läuten. Verwenden Sie statt Natrium lieber Kalium. Das gibt es nämlich auch als (Bi)-Carbonat. Noch besser ist das Kaliumcarbonat, welches mit PH 11 sogar noch basischer ist als das bekannte Natron! In einer Studie *(412)* konnte durch basisches Bicarbonat (sowohl Natriumbicarbonat/Natron, als auch Kaliumbicarbonat) die Calciumausscheidung im Urin deutlich gesenkt werden! Andere Kalium-Formen, die nicht basisch sind (wie Kaliumchlorid), hatten in der Studie diesen Effekt nicht.

Kalium und Natrium in der Ernährung: Damals und heute

Früher:	Heute:
Kalium 10 g / Tag	Kalium 3,5 g / Tag
Natrium 0,8 g / Tag	Natrium 4,3 g / Tag

Kalium Kompaktübersicht ▾

Dosierungs-Richtwert:	Mindestens **5 g** (5.000 mg) / Tag. Besser **8 g**. Z.B. 7 Beutel „Kalium Verla"/Tag (Kaliumcitrat). Und/oder das basische Kaliumcarbonat Oder durch Ernährung, z.B. durch 2 kg Kartoffeln am Tag.
€ Kosten:	ca. **20 € / Monat**
Auf was zu achten ist:	Menschen mit Niereninsuffizienz bzw. nicht einwandfreier Nierenfunktion sollten auf Kalium vorerst verzichten, sonst kann es zum Herzstillstand kommen. Fragen Sie Ihren Arzt!
Bezugs-quellen:	Diverse Internetshops, evtl. auch Reformhäuser oder Apotheken. Bekannt ist z.B. das „Kalium Verla" aus der Apotheke. Am günstigsten ist die 500-Beutel-Packung (PZN 08503982) in Online-Apotheken (Preisvergleich, z.B. bei medizinfuchs.de)
Studien:	(12)

Angaben ohne Gewähr. Anwendung auf eigene Gefahr!

Wirkung positiv getestet bei:

In vitro (Reagenzglas)	In vivo (Tiere)	In vivo (Mensch)
		✔

Inositol (Vitamin B8)
Starke Knochen mit dem Insider-Vitamin

Eine Studie *(2)* kam zu dem Schluss, dass die Knochenmineraldichte mit zunehmendem Inositol-Verbrauch anstieg. Übergewicht und niedriger Inositol-Konsum erwiesen sich als die größten Risikofaktoren für eine niedrige Knochenmineraldichte. Kalkfreies Gewebe auch durch eine Inositol-Creme möglich: Eine weitere Studie *(58)* konnte zeigen, dass auch eine 2% Inositol-Creme in der Lage ist, äußerlich angewandt, lokale Calcium-Ablagerungen in der Haut aufzulösen. Bei den Ratten hatte man festgestellt, dass sich das Inositol im Urin nachwiesen ließ. Das deutet darauf hin, dass die äußerliche Inositol-Anwendung gut bioverfügbar ist und in den Blutkreislauf gelangt. Trotz des breiten klinischen Einsatzes von Inositol, gibt es nur wenige Informationen über die Sicherheit und / oder Nebenwirkungen.

Inositol in pflanzlichen Nahrungsmitteln:

Weizenvollkornbrot	1.150 mg
Weiße Bohnen verzehrfertig	440 mg
Grapefruitsaft	390 mg
Cantaloupe-Melone (Zuckermelone)	355 mg
Erdnussbutter	300 mg
Orangen	300 mg
Mandeln	280 mg
Kleieflocken	270 mg
Kidney-Bohnen verzehrfertig	250 mg
Walnüsse	200 mg
Grapefruit	200 mg
Frische grüne Bohnen geschält	190 mg
Limetten	190 mg

Alle Angaben je 100 g

Das Ziel einer Überprüfung war daher die Sicherheit zu überprüfen. Das Ergebnis war, dass nur die höchste Dosis von Myo-Inositol (12 g / Tag) eine milde gastrointestinale (Magen-Darm) Nebenwirkungen wie Übelkeit, Blähungen und Durchfall ausgelöst hatte *(Studie 61.2)*. **Buch-Tipp:** *„HORMON-BALANCE mit dem Insider-Vitamin B8 Inositol".* Inositol ist ein sechswertiger Alkohol, der sowohl in Pflanzen als auch in Tieren vorkommt. Dieser ist im menschlichen Körper praktisch in allen Geweben vorhanden. Hohe Konzentrationen finden sich im Gehirn, Augenlinsen, Herzmuskeln, in den Nieren, Leber und Milz sowie in den Hoden. Inositol kann vom Körper selbst aus Glukose hergestellt werden und gilt daher als nicht essenziell. Möglicherweise wird es auch aus gesunden Bakterienkulturen im Verdauungstrakt gebildet. Inositol ist in der Nahrung vor allem in Orangen, Nüssen, Bohnen, Weizen und Weizenkeimen enthalten. Dort kommt es in Form von Phytinsäure vor. Wird diese in großen Mengen aus der Nahrung aufgenommen, können sie die Aufnahme von Calcium, Eisen und Zink vermindern. Inositol aus Nahrungsergänzungsmitteln hat diesen Effekt nicht und ist daher für therapeutische Zwecke das geeignete Mittel. Obwohl Inositol den Trivialnamen „Muskelzucker" trägt, handelt es sich dabei nicht um ein Kohlenhydrat, da es keine Carbonylgruppe besitzt. Er erfüllt lediglich das ursprüngliche Kriterium eines Kohlenhydrats (hydratisierter Kohlenstoff). Dieser nahe Verwandte von Cholin (Vitamin B4) und Biotin (Vitamin B7) arbeitet eng zusammen mit Vitamin B6, Folsäure (Vitamin B9) und Pantothensäure (Vitamin B5) und ist Bestandteil des Lecithins. Er schützt Leber, Nieren, Herz und Adern. Sehr hoher Kaffeekonsum kann die Inositol-Speicher im Körper leeren.

Inositol ist eine ausgesprochene Gehirnnahrung. Es spielt im menschlichen Stoffwechsel als Myo-Inosit eine Rolle. Im Tierversuch repariert Inositol Neuralrohr-Defekte und hohe Dosierungen zeigten ausgeprägte antidepressive Wirkungen, während ein Inositol-Mangel zu Leberverfettung führte. Um diese Substanz selbst herzustellen, benötigt der Körper reichlich Niacin (Vitamin B3) und Magnesium. Vor allem letzteres ist Mangelware. Selbst in alternativmedizinischen Kreisen kaum bekannt ist die Tatsache, dass Inositol auch in der Lage ist, Kalk (Calcium) dort hin zu bringen wo es hin gehört: In die Knochen und Zähne und somit aus den Blutgefäßen, Organen und Geweben entfernt. In mehreren Studien *(58, 59, 60, 61)* konnte nachgewiesen werden, dass Inositol Calcium-Ablagerungen aus dem Gewebe entfernt.

In einer Studie wurde z.B. Ratten Calcium verabreicht mit einer gleichzeitigen Ernährung, die arm an Inositol war. Es zeigte sich, dass diese Ratten eine Verkalkung der Herzkranzgefäße bekamen, während bei Ratten, dessen Ernährung reich an Inositol war, eine Verkalkung ausblieb *(Studie 58)*.

Inositol Kompaktübersicht ▼	
Dosierungs-Richtwert:	Inositol: 500 mg – 12.000 mg/Tag Vitamin B5 (Pantothensäure): 15 mg/Tag
€ Kosten:	Für 40 € bekommt man bereits ein Kilo. Die monatlichen Kosten liegen um die **7 €**.
Bezugs-quellen:	Diverse Internetshops
Auf was zu achten ist:	Wichtig: Inositol sollte immer zusammen mit Vitamin B5 (Pantothensäure) eingenommen werden, da es ansonsten vom Körper nicht oder unzureichend aufgenommen werden kann (Studie 57).
Studien:	(2) (57) (58) (59) (60) (61) (61.2)

Angaben ohne Gewähr. Anwendung auf eigene Gefahr!

Wirkung positiv getestet bei:

In vitro (Reagenzglas)	In vivo (Tiere)	In vivo (Mensch)
	✔	✔

L-Lysin
Eine wichtige Aminosäure für starke Knochen

Lysin ist eine der 8 essentiellen (lebensnotwendigen) Aminosäuren, die der Körper nicht selbst herstellen kann und somit mit der Nahrung zugeführt werden müssen. **Lysin sorgt dafür, dass das Calcium aus den Blutgefäßen entfernt wird und in die Zähne und Knochen gelangt.** In einer Studie *(3)* wurden die Wirkungen einer oralen Calcium-Supplementierung (3 g als Calciumchlorid), die mit oder ohne 400 mg L-Lysin verabreicht wurde, bei 15 gesunden und 15 osteoporotischen Frauen verglichen. In allen Fällen ergab die orale Calcium-Aufnahme eine Zunahme des Serum-Calciums. Die Harnkonzentration von Calcium erhöhte sich ebenso signifikant, außer bei den mit Lysin behandelten Patienten. Lysin ist in der Lage, das Calcium aus der Nahrung bzw. aus Ergänzungsmitteln besser aufnehmen zu können. Es wird aus dem Darm besser resorbiert und somit die Bioverfügbarkeit deutlich erhöht. Ohne Lysin wird Calcium schnell wieder ausgeschieden bzw. schlimmer noch: Es lagert sich in Organen, Blutgefäßen und Geweben an, wo es selbstverständlich nichts zu suchen hat und somit zu Arteriosklerose und einigen anderen gesundheitlichen Problemen beiträgt. Lysinreiche Lebensmittel sind Parmesankäse, Sojabohnen, Weizenkeime, Linsen, Erdnüsse (u.a.). Natürlich gibt es Lysin auch als Nahrungsergänzungsmittel kiloweise als Pulver zu kaufen. Der tägliche Bedarf liegt bei ca. 30 mg/kg (Milligramm pro Kilogramm Körpergewicht). Das heißt, ein 70 kg schwerer Mensch beispielsweise braucht 2.100 mg am Tag.

Lysin in pflanzlichen Nahrungsmitteln:

Sojaproteinpulver (Isolat)	**5,3 g**
Sojamehl entfettet	**3,1 g**
Hefe	**2,6 g**
Sojabohnen getrocknet/geröstet	**2,1 g**
Steinpilz getrocknet	**1,8 g**
Weizenkeime	**1,6 g**
Kürbiskerne	**1,6 g**
Mohn	**1,0 g**
Erdnüsse	**1,0 g**
Leinsamen	**1,0 g**
Sojaaufschnitt	**0,9 g**
Erdnussbutter/-mus	**0,9 g**
Sojamilch	**0,9 g**
Pinienkerne	**0,9 g**
Erbsen frisch gegart	**0,8 g**

Alle Angaben in Gramm pro 100 Gramm
(Quelle: US DEPARTMENT OF AGRICULTURE)

L-Lysin **Kompaktübersicht ▾**	
Wirkung:	Verbessert die Aufnahme von Calcium
Dosierungs-Richtwert:	**30 mg je Körpergewicht in kg** und Tag. Bei 70 kg Gewicht sind das beispielsweise **2.100 mg** (entspricht **2,1 g**)
€ Kosten:	1 kg gibt es bereits ab ca. 15 €. Was knapp **1 € / Monat** entspricht.
Bezugs-quellen:	In Internetshops. Oder durch die Nahrung.
Studien:	(3) (62)

Angaben ohne Gewähr. Anwendung auf eigene Gefahr!

Wirkung positiv getestet bei:

In vitro (Reagenzglas)	In vivo (Tiere)	In vivo (Mensch)
	✔	✔

Essentielle Fettsäuren
Wie Omega 3 und Omega 6 die Knochen fest machen

Selbst in alternativmedizinischen Kreisen kaum bekannt ist die Tatsache, dass mehrfach ungesättigte Fettsäuren (Omega 3 und Omega 6) einen signifikanten Effekt haben, das Calcium aus der Nahrung besser aufnehmen zu können, es aus Blutgefäßen und Geweben zu entfernen und in Knochen und Zähne einzulagern. In einer Studie *(202)* fand man heraus, dass Tiere, **die einer Diät, arm an essentiellen Fettsäuren (Omega 3 und 6) ausgesetzt waren, eine schwere Osteoporose in Verbindung mit einer erhöhten Verkalkung von Nieren und Blutgefäßen entwickelten** *(Studie 202)*. Es wurde gezeigt, dass essentielle Fettsäuren die Calciumaufnahme aus dem Darm erhöhen, die Ausscheidung von Calcium im Urin verringern, die Calciumablagerung im Knochen erhöhen und die Knochenfestigkeit und die Synthese von Knochenkollagen deutlich verbessern. In einer weiten Studie *(203)* untersuchten Wissenschaftler die Wirkung von Nachtkerzenöl + Fischöl (ich gehe später näher auf die Bedeutung dieser Öle ein) auf die Entwicklung einer Verkalkung der Nieren. Tiere, denen Calciumgluconat injiziert wurde, entwickelten eine starke Nierenverkalkung. **Bei den Tieren, die zusätzlich Nachtkerzenöl + Fischöl verabreicht bekamen, fiel die Nierenverkalkung um ca. 75% geringer aus!** Ferner haben Wissenschaftler das Verhältnis von Omega 3 zu Omega 6 hinsichtlich der Knochendichte überprüft und kamen zu dem Ergebnis, dass **ein Verhältnis von 3:1 (Omega 6 / Omega 3) das Beste für die Knochendichte ist.** Je höher sich das Verhältnis zu Gunsten von Omega 6 verschiebt, desto niedriger wird die Knochendichte *(Studie 204)*. Ein Verhältnis von 1:1 schnitt jedoch schlechter ab als 3:1!

Doch was sind eigentlich Omega 3- und Omega 6 – Fettsäuren, wo kommen sie vor und was bewirken sie? Die Bezeichnungen Omega-3- und Omega-6-Fettsäuren sind mehrfach ungesättigte Fettsäuren und der Begriff „Omega" bezieht sich auf die Lage der Doppelbindungen in deren chemischen Strukturen. Omega ist der letzte Buchstabe im griechischen Alphabet. Omega-6 bedeutet, dass die letzte Doppelbindung in der mehrfach ungesättigten Kohlenstoffkette der Fettsäure bei der sechst letzten C-C-Bindung (Doppelbindung) vorliegt. Bei Omega 3 ist es die dritt Letzte. Je mehr Doppelbindungen in ihr vorhanden sind, desto flüssiger und flexibler ist die Fettsäure und wird je nach Vorhandensein einer oder mehrerer Doppelbindungen als einfach oder mehrfach ungesättigt bezeichnet. Die Fettsäuren bestehen aus einer Kohlenstoffkette mit einigen fehlenden Wasserstoffatomen. Je mehr es an Wasserstoffatomen mangelt, desto mehr krümmt sich die Kohlenstoffkette und so verändern sich die Eigenschaften der Fettsäure. Der Begriff „ungesättigt" bezieht sich also auf das Fehlen von Wasserstoffatomen.

Überblick über den vorherrschenden Fettsäuremangel

Sicher haben Sie schon viel davon gehört, dass wir angeblich durch unsere westliche Ernährung mit Omega 6-Fettsäuren überversorgt sind und es lediglich an Omega-3-Fettsäuren mangelt. Angeblich sollen Omega 6-Fettsäuren entzündungsfördernd wirken, während Omega 3-Fettsäuren entzündungshemmend wirken sollen. Doch ganz so einfach ist es nicht. Die Problematik im Überblick:

1. Omega 6 ist nicht gleich Omega 6! Denn essentiell ist nur die Linolsäure.

2. Linolsäure kommt in der modernen westlichen Ernährung kaum vor, da das Sonnenblumenöl, welches zum braten verwendet wird, arm an Linolsäure ist. Man hat diese herausgezüchtet, zwecks besserer Bratfähigkeit. Auf den nachfolgenden Seiten sehen Sie, dass Linolsäure in unserer modernen Ernährung kaum vorkommt.

3. Selbst wenn man mal ein Öl bzw. anderweitige linolsäurehaltige Nahrung erwischen sollte, haben viele Menschen, insbesondere Diabetiker, einen Enzym-Mangel, um die Linolsäure weiter zu Gewebshormonen (Prostaglandinen) konvertieren zu können.

4. Die Gesamtaufnahme an Linolsäure (Omega 6), als auch an den Omega-3-Fettsäuren ist insgesamt zu niedrig.

5. Die Folge ist ein Mangel aller drei Prostaglandin-Serien mit zahlreichen Symptomen: Schlechtes Immunsystem, Hautkrankheiten, prämenstruelles Syndrom, Haarausfall, Durchblutungsstörungen, Magen-Darm-Beschwerden, krankes Nervensystem, Autoimmunkrankheiten (Studie 610) und vieles mehr.

6. Zahlreiche Erfahrungsberichte bestätigen, dass durch den Konsum von Omega-6-reichen Pflanzenölen Gesundheitsprobleme und Entzündungen verschwanden.

7. Nur bei kranken Menschen kann die Einnahme von Omega 6 die Entzündungen evtl. (kurzfristig) verstärken. Denn es gibt 2 Enzyme in den Geweben, welche aus den Fettsäuren, Prostaglandine bilden: COX-1 und COX-2. Da nur Menschen mit Entzündungen COX-

2 produzieren, gesunde Menschen jedoch nur COX-1, ist es also daher gar nicht möglich, dass gesunde Menschen durch den Konsum von Omega-6-Fettsäuren Entzündungen bekommen können. Wenn doch, dann liegt es nicht an den Omega-6-Fettsäuren, sondern vielmehr an den Pestiziden im Öl. Doch dazu später mehr. Ich machte den Selbstversuch und konsumierte 1 Monat lang hoch dosiert Schweineschmalz (hat den höchsten Anteil der angeblich entzündungsfördernden Arachidonsäure). Trotzdem bekam ich den ganzen Monat über keinerlei Entzündungen, keinen einzigen Pickel, nichts! Und ich bin da ganz sicher kein Einzelfall.

Nun ist aber Omega 6 nicht gleich Omega 6 und Omega 3 nicht gleich Omega 3. Denn essentiell, also lebensnotwendig sind nur 2 Fettsäuren:

- Alpha-Linolensäure (Omega 3)
- Linolsäure (Omega 6)

Alle anderen Fettsäuren kann der Körper selbst herstellen!
Das gilt auch für gesättigte und einfach ungesättigte Fettsäuren (Omega 9), wie sie beispielsweise im Olivenöl vorkommen. Daher hat Olivenöl keinen gesundheitlichen Nutzen. Wenn Sie jetzt sagen „Ja, aber wir verzehren doch so viel Omega 6 Fettsäuren durch unsere moderne Ernährung", dann würde ich Ihnen raten, einmal genau hin zu schauen. Wo kommen die 2 essentiellen Fettsäuren Linolsäure und Alpha-Linolensäure überall vor? Auf der folgenden Seite finden Sie eine Übersicht.

Omega 3 (Alpha-Linolensäure) in pflanzlichen Nahrungsmitteln:

1: Chia-Samen	**17.800 mg**
2: Leinsamen	**16.700 mg**
3: Hanfsamen	**8.700 mg**
4: Walnüsse europäisch	**6.300 mg**
5: Schwarze Walnüsse	**2.700 mg**
6: Pfifferling getrocknet	**2.300 mg**
7: Sojabohnen getr.	**1.000 mg**
8: Sojamilch	**600 mg**
9: Kürbiskerne	**300 mg**
10: Pistazien	**300 mg**
11: Brombeere frisch	**300 mg**
12: Löwenzahn frisch	**300 mg**
13: Schnittlauch frisch	**300 mg**
14: Bohne weiß gegart	**300 mg**
15: Grünkohl gegart	**200 mg**

Omega 6 (Linolsäure) in pflanzlichen Nahrungsmitteln:

1: Walnüsse	**38.000 mg**
2: Sonnenblumenkerne	**32.400 mg**
3: Hanfsamen	**29.000 mg**
4: Sesam	**25.200 mg**
5: Paranüsse	**24.400 mg**
6. Sesambutter	**23.100 mg**
7: Pekannüsse	**21.100 mg**
8: Kürbiskerne	**20.700 mg**
9: Pistazien	**14.100 mg**
10: Erdnüsse geröstet	**13.700 mg**
11: Mandeln	**13.600 mg**
12: Sojabohne geröstet	**11.900 mg**
13: Sojaaufschnitt	**11.600 mg**
14: Süße Mandeln	**10.000 mg**
15: Maiskekse	**9.800 mg**

Das bedeutet: Sie müssten 100 g Walnüsse am Tag essen, um auf 34 g Linolsäure zu kommen. Oder 100 ml Traubenkernöl trinken, um auf 65 g zu kommen. Würde ich Ihnen aber nicht empfehlen, denn Traubenkernöl ist das am meisten belastete Öl mit Pestiziden und das gilt leider auch für BIO-Öle. Die Verbraucherschutz-Magazine berichteten! Bei Sonnenblumenöl haben wir eine Besonderheit: Während das „naturbelassene" Sonnenblumenöl einen sehr hohen Linolsäure-Gehalt bis zu ca. 70% aufweist, so hat das Sonnenblumenöl, welches zum braten verwendet wird, meist gerade mal um die 2%-5% (in etwa). Denn die Linolsäure eignet sich nicht zum braten. Daher hat man diese herausgezüchtet. Sie sehen also schon: SO einfach kommen wir nicht an die Linolsäure, wie uns immer wieder verkauft wird! Linolsäure ist Mangelware. Und selbst wenn Sie dennoch ausreichend davon verzehren, könnte es gut sein, dass Sie einen Enzymmangel haben, der die Linolsäure nicht weiter zur Arachidonsäure und den Prostaglandinen konvertieren kann. Doch dazu später mehr. Eine weitere Möglichkeit an Prostaglandine der Serie 2 zu kommen, ist die Aufnahme von reiner Arachidonsäure aus tierischen Lebensmitteln, insbes. Schweineschmalz und Innereien. Doch wer verzehrt diese schon? Von den ganzen Schattenseiten der gemeingefährlichen „Fleisch-Mafia" mit Massentierhaltung, Wachstumshormonen und Antibiotika mal ganz abgesehen.

Sie sehen also schon, dass es sowohl an Omega 3, als auch an Omega 6 mangelt. Schauen wir uns die Grafik einmal an:

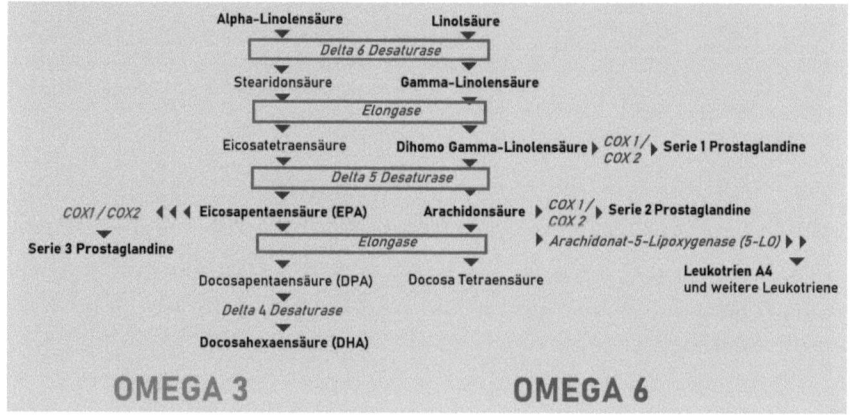

Auf der linken Seite sehen Sie die Alpha-Linolensäure (Omega 3). Diese Fettsäure kommt in einigen Pflanzen(ölen) vor, wie Leinöl oder Walnüsse und aus ihr werden mittels Enzyme weitere Fettsäuren gebildet und daraus dann schließlich die Prostaglandine der Serie 3. Die einzige Fettsäure, die Prostaglandine der Serie 3 produzieren kann, ist die Eicosapentaensäure (EPA). Omega-3 aus Lachsöl(Kapseln) beinhalten bereits fertig die EPA! Das bedeutet: Der Körper muss sie nicht mehr mittels Enzymen herstellen, wie das bei der pflanzlichen Alpha-

Linolensäure der Fall ist. Das nimmt dem Körper viel Arbeit ab, vor allem deswegen, weil viele Menschen einen Enzymmangel der Delta- 4, 5 und 6-Desaturase haben. Des Weiteren kommt im Lachsöl auch die Docosahexaensäure (DHA) vor. Diese essentielle Fettsäure ist Bestandteil der Netzhaut, der Zellmembranen und Nervenzellen. Wer also an einer Neuropathie oder Augenkrankheiten leidet, sollte immer auch an einen DHA-Mangel denken.

Auf der rechten Seite der gezeigten Grafik sehen Sie den Fettsäure-Synthese-Weg der Omega 6-Fettsäuren. Wenn kein Enzym-Mangel vorliegt, werden aus der Linolsäure (wie sie in vielen pflanzlichen Ölen vorliegt) alle benötigten Fettsäuren aus den Serien 1 und 2 gebildet. Liegt jedoch ein Enzym-Mangel vor, wird die Linolsäure unzureichend zu den Fettsäuren Gamma-Linolensäure und Arachidonsäure verstoffwechselt. Insbesondere die Umwandlung zu den entzündungshemmenden Prostaglandinen der Serie 1 ist gestört. Hier kann man sich Abhilfe schaffen mit Nachtkerzenöl oder Borretschöl. In beiden Ölen kommt nämlich die Gamma-Linolensäure bereits fertig vor und muss nicht noch weiter verstoffwechselt werden. Das Nachtkerzenöl enthält jedoch mit ca. 10% deutlich weniger Gamma-Linolensäure als das Borretschöl mit ca. 20-25%. Daher ist Borretschöl die bessere Wahl! Und wenn Sie Borretschöl mit Fischöl kombinieren, werden sogar doppelt so hohe Mengen an den entzündungshemmenden Prostaglandinen der Serie 1 und 3 gebildet, als wenn Sie diese getrennt aufnehmen würden. Beide Öle schaukeln sich also gegenseitig hoch bzw. verstärken gegenseitig ihre Wirkung. Deswegen ist die Kombination von Borretschöl + Fischöl so wichtig und wirkungsvoll!

Durch Zufuhr der folgenden Vitalstoffe kann die Enzym-Aktivität der Delta-6-Desaturase aber auch wieder angekurbelt werden *(Studie 304)*:

- Durch Kalorienrestriktion
  (erhöht die Enzymaktivität um 300%)
- Durch Vermeidung von Diabetes
- Vitamin B3
- Vitamin B6
- Zink
- Vitamin C
- Melatonin (Das „Schlafhormon")
- Magnesium

Wenn Sie gesund sind und keine Symptome haben, werden Sie höchstwahrscheinlich kein Enzym-Mangel haben, sodass die Einnahme von Borretsch/Nachtkerzenöl + Fischöl nicht erforderlich ist. Ihren Bedarf an essentiellen Fettsäuren können Sie demnach sehr gut durch die günstigen Öle von Sonnenblume, Distel und Leinöl decken oder durch Nahrungsmittel, wo diese Fettsäuren vorkommen. Ich empfehle je 1 Teelöffel pro Tag. Nicht mehr, da Fette im *Übermaß* auch dick machen können.

Essentielle Fettsäuren **Kompaktübersicht ▼**

Wirkung:	Ist für gesunde Knochen essentiell. Sorgt auch dafür, dass das Calcium in die Knochen kommt und hemmt die Verkalkung in Blutgefäßen und Geweben.
Dosierungs-Richtwert:	Je 1 Teelöffel Borretschöl und 1 Teelöffel Fischöl/Tag. Veganer können alternativ auch Algenöl verwenden. Statt der Öle können Sie auch Nahrungsmittel konsumieren, wo diese Fettsäuren vorkommen.
€ Kosten:	Lachsöl gibt es am günstigsten für Tiere (welches aber auch für Menschen geeignet ist) ab ca. 7 €/250 ml. Am teuersten ist das Borretschöl mit ca. 20 €/250 ml. Rechnen Sie alles zusammen mit ca. **10 €/Monat.** Falls Sie Kapseln bevorzugen, wird es deutlich teurer.
Bezugs-quellen:	Diverse Internetshops
Auf was zu achten ist:	Bewahren Sie die Öle im Kühlschrank auf und verzehren sie sie innerhalb von 3 Monaten. **Falls Sie mit Übergewicht zu kämpfen haben, gehen Sie mit den Ölen äußerst sparsam um! In diesem Fall ist weniger mehr!**
Studien:	(23) (24)

Angaben ohne Gewähr. Anwendung auf eigene Gefahr!

Wirkung positiv getestet bei:

In vitro (Reagenzglas)	In vivo (Tiere)	In vivo (Mensch)
	✔	✔

Silizium
Starke Knochen mit dem „Schönheits-Element"

Studien haben ergeben, dass die Aufnahme von Silizium (das in hohen Dosen z.B. in Hirse vorkommt) mit einer höheren Knochenmineraldichte assoziiert ist. **Silizium-Mangel bei Tieren führt zu Knochendefekten:** Cholin-stabilisierte Orthokieselsäure hat eine hohe Bioverfügbarkeit im Vergleich zu anderen Silizium-Formen. Die Wirkung dieser Supplementierung wurde bei Ratten untersucht. Die Gesamtdichte des Lendenknochens wurde durch die Zugabe von Silizium geringfügig erhöht. Die Supplementierung mit Silizium lässt den Verlust der Oberschenkelknochen bei alten Ratten teilweise verhindern *(Studie 401)*. Hohe Gehalte an Silizium finden sich in ungereinigten, ganzen Körnern wie Hirse, Gerste, Hafer, Reiskleie, Weizenkleie, Weizen.

Silizium	Kompaktübersicht ▾
Wirkung:	Erhöht die Knochendichte (getestet bislang bei Tieren)
Dosierungs-Richtwert:	Mindestens 100 mg / Tag
€ Kosten:	ca. 5 € / Monat
Bezugs-quellen:	Diverse Internetshops und in Apotheken, z.B. das kolloidale Kieselsäure-Gel unter der PZN: **01587361**
Studien:	(401)

Angaben ohne Gewähr. Anwendung auf eigene Gefahr!

Wirkung positiv getestet bei:

In vitro (Reagenzglas)	In vivo (Tiere)	In vivo (Mensch)
	✔	

Vandium
Ein kaum bekanntes Spurenelement
gegen Osteoporose und Diabetes

Vanadium ist ein chemisches Element mit dem Symbol V und der Ordnungszahl 23 im Periodensystem der Elemente. Es gehört zur Gruppe der Übergangsmetalle und ist nach seinem mythologischen Ursprung, der skandinavischen Göttin Vanadis (Freyja), benannt. Es ist ein silbrig-graues Metall mit einer Härte ähnlich der von Stahl. Vanadium ist reaktionsfähig und bildet Verbindungen mit verschiedenen Oxidationsstufen, wie +2, +3, +4 und +5. Diese Vielfalt an Oxidationsstufen macht es in der Chemie vielseitig einsetzbar. Vanadium kommt in der Natur vor allem in Form von Mineralien wie Vanadinit, Vanadat und Carnotit vor. Es wird oft in Verbindung mit anderen Metallen wie Titan und Eisen gefunden. Die tägliche Nahrungsaufnahme beim Menschen schwankt schätzungsweise zwischen 10 Mikrogramm und 2 mg elementarem Vanadium, abhängig von den Umweltquellen dieses Minerals in der Luft, im Wasser und in der Nahrung der jeweiligen getesteten Region.

In dieser Studie *(215)* wurden weibliche Ratten, die entweder gesund oder durch ein Mittel namens Streptozotocin diabetisch gemacht wurden, zwölf Wochen lang mit einem Vanadium-Medikament namens Bis(ethylmaltolato)oxovanadium(IV) (BEOV) über das Trinkwasser behandelt. Gesunde Ratten erhielten verschiedene Dosen von BEOV (0, 0,25 oder 0,75 mg/ml). Diabetische Ratten wurden entweder nicht behandelt oder je nach Bedarf mit BEOV dosiert, um ihren Blutzuckerspiegel zu senken. Diese Gruppe wurde weiter in gut kontrollierte (ähnlich gut behandeltem Diabetes) und schlecht kontrollierte (ähnlich schlecht behandeltem Diabetes) Diabetes-Gruppen unterteilt. Die Forscher untersuchten dann verschiedene Gesundheitsindikatoren, wie Insulin-, Blutzucker- und Fettwerte im Blut, sowie die Auswirkungen auf die Knochen, darunter die Knochenmineraldichte (BMD), mechanische Festigkeit und Knochenstruktur. Diabetes führte zu einem Rückgang des Insulinspiegels und einem Anstieg des Blutzucker- und Fettspiegels im Blut. **Außerdem verschlechterte Diabetes die Knochenqualität, indem es die Knochendichte, Festigkeit, Mineralisierung und Struktur beeinträchtigte. Die BEOV-Behandlung zeigte, dass sich Vanadium in den Knochen anreichert. In allen behandelten Gruppen erhöhte BEOV das Volumen des Osteoids, einer knochenbildenden Substanz. Bei gesunden Ratten verbesserte BEOV die Härte, Mineralisierung und Knochenbildung.** Bei diabetischen Ratten mit gut kontrolliertem Blutzuckerspiegel senkte BEOV den Blutzuckerspiegel und **verbesserte die Knochenqualität erheblich.** Bei schlecht kontrollierten diabetischen Ratten senkte BEOV den Blutzuckerspiegel nur leicht und verbesserte die Knocheneigenschaften nicht. Die Ergebnisse deuten darauf hin, dass BEOV die durch Diabetes verursachten Knochenprobleme hauptsächlich durch Verbesserung des allgemeinen diabetischen Zustands lindert und die Knochenbildung fördert. Die Studie fand keine negativen Auswirkungen der Vanadiumansammlung in den Knochen, weder bei gesunden noch bei diabetischen Ratten.

Vanadium **Kompaktübersicht** ▾	
Wirkung:	Vanadium reichert sich in den Knochen an und verbessert die Struktur und Härte des Knochens. Vanadium verbessert auch Diabetes durch Erhöhung der Insulinsensitivität.
Dosierungs-Richtwert:	**15 mg** / Tag Vanadylsulfat (davon sind ca. **3 mg** reines Vanadium)
€ Kosten:	ca. **5 €** / Monat
Bezugs-quellen:	Am günstigsten in Internetshops
Studien:	(215)

Angaben ohne Gewähr. Anwendung auf eigene Gefahr!

Wirkung positiv getestet bei:

In vitro (Reagenzglas)	In vivo (Tiere)	In vivo (Mensch)
	✔	

Zink
Ein wichtiges Spurenelement für feste Knochen

Zink ist ein essentielles Spurenelement, das für viele lebenswichtige Funktionen im Körper wichtig ist. Es spielt eine Schlüsselrolle bei der Regulation des Immunsystems, der Zellteilung, der Wundheilung, dem Stoffwechsel von Proteinen und Nukleinsäuren sowie bei der Funktion von Enzymen. Zinkmangel kann zu einer Vielzahl von Gesundheitsproblemen führen, einschließlich weicher Knochen, geschwächter Immunfunktion, verzögerter Wundheilung, Hautproblemen und Insulinresistenz. Daher ist es wichtig, ausreichend Zink über die Ernährung oder gegebenenfalls durch Nahrungsergänzungsmittel aufzunehmen, um die normale physiologische Funktion aufrechtzuerhalten.

Zink in pflanzlichen Nahrungsmitteln:

Weizenkleie	**13 mg**
Weizenkeime	**12 mg**
Hefe	**8 mg**
Kürbiskerne	**7 mg**
Pfifferling getrocknet	**6 mg**
Sonnenblumenkerne	**5 mg**
Cashewnüsse	**4 mg**
Steinpilz getrocknet	**5 mg**
Sojabohnen	**4 mg**
Haferflocken	**4 mg**
Paranüsse	**4 mg**
Hirse	**3 mg**
Erdnüsse	**3 mg**
Weizengrieß	**3 mg**
Erdnussbutter/mus	**3 mg**

Alle Angaben je 100 g
(Quelle: US DEPARTMENT OF AGRICULTURE)

Zink spielt eine wichtige Rolle im Wachstum und Erhalt gesunder Knochen. Eine Metaanalyse *(219)* untersuchte, wie sich Zinkpräparate und die Aufnahme von Zink über die Nahrung auf den Zinkspiegel im Blut und auf Marker des Knochenstoffwechsels auswirken. In der Studie wurden insgesamt 2.899 Artikel durchforstet. Die relevanten Artikel mussten Mittelwerte und Standardabweichungen von Serumzinkwerten, diätetischer Zinkaufnahme oder Zinkpräparaten (mg/Tag) und Knochenumsatzmarkern bis Februar 2020 enthalten. **Die Ergebnisse zeigen, dass der Zinkspiegel im Blut bei Menschen mit Osteoporose deutlich niedriger ist als bei gesunden Kontrollpersonen. Bei Patienten mit Knochenbrüchen war die Aufnahme von Zink über die Nahrung im Vergleich zu den gesunden Kontrollpersonen ebenfalls geringer.**

Zinkpräparate hatten einen positiven Einfluss auf die Knochenmineraldichte, insbesondere im Bereich des Schenkelhalses und der Lendenwirbelsäule. Es wurde eine starke Korrelation zwischen dem Zinkspiegel im Blut und dem Marker für Knochenbildung, Serumosteocalcin, festgestellt.

Zink fördert nachweislich die Bildung und Mineralisierung von Knochen durch osteoblastische Zellen, die für den Knochenaufbau verantwortlich sind. Es aktiviert ein entscheidendes Enzym im Prozess der Proteinsynthese, was die Produktion von Proteinen in den Zellen anregt. Zink stimuliert auch die Genexpression eines wichtigen Transkriptionsfaktors namens Runx2, der die Differenzierung von Zellen zu osteoblastischen Zellen fördert. Darüber hinaus hemmt Zink die Knochenresorption durch Osteoklasten, die für den Abbau von Knochengewebe verantwortlich sind. Es verhindert die Bildung dieser Zellen aus Knochenmarkzellen und fördert den programmierten Zelltod reifer Osteoklasten. Zink unterdrückt auch die Osteoklastogenese und der Zinktransporter ist in den osteoblastischen und osteoklastischen Zellen vorhanden. Die Aufnahme von Zink über die Nahrung führt zu einer Zunahme der Knochenmasse.

Die orale Einnahme von Zink kann Knochenschwund unter verschiedenen Bedingungen verbessern, darunter Alterung, mangelnde körperliche Belastung, Aluminiumtoxizität in den Knochen, Calcium- und Vitamin-D-Mangel, Arthritis, Östrogenmangel, Diabetes und Frakturheilung.

Bioverfügbarkeit: Nicht alle Zink-Formen sind gleich gut!

Zink-Formen mit guter Bioverfügbarkeit werden vom Körper besser aufgenommen und sollten bevorzugt werden! Daher sind die mit schlechter Bioverfügbarkeit in der Tabelle durchgestrichen:

Gute Bioverfügbarkeit:	Schlechte Bioverfügbarkeit:
Zinkpicolinat	~~Zinkoxid~~
Zinkcitrat	~~Zinksulfid~~
Zinkgluconat	~~Zinkcarbonat~~
Zinkbisglycinat	~~Zinkaspartat~~
Zinkacetat	~~Zinksulfat~~

Zink **Kompaktübersicht ▾**

Wirkung:	Zink verbesserte in Studien die Knochenfestigkeit
Dosierungs-Richtwert:	Zink: **20 mg** / Tag Kupfer: **2 mg** / Tag Bei nachgewiesenem Zink-Mangel kann die Dosis kurweise auch erhöht werden! Z.B. 50 mg Zink und 5 mg Kupfer/Tag!
€ Kosten:	**1-2 € / Monat**
Bezugs-quellen:	Am günstigsten in Internetshops. Erhältlich auch in Apotheken, Drogerien und Reformhäusern.
Auf was zu achten ist:	Zink sollte immer zusammen mit Kupfer konsumiert werden, da diese Gegenspieler sind. Bei einer erhöhten Zinkaufnahme steigt auch der Bedarf des Körpers an Kupfer. **Nehmen Sie Zink nicht auf nüchternen Magen ein, da es zu Übelkeit kommen kann!**
Studien:	(219) (220)

Angaben ohne Gewähr. Anwendung auf eigene Gefahr!

Wirkung positiv getestet bei:

In vitro (Reagenzglas)	In vivo (Tiere)	In vivo (Mensch)
	✔	✔

Kupfer
Das Spurenelement ist Gegenspieler des Zinks und ebenfalls wichtig für feste Knochen

Eine Studie *(222)* untersuchte, ob die Aufnahme von Kupfer in der Ernährung mit dem Risiko für Osteoporose und der Knochendichte bei Erwachsenen in den USA zusammenhängt. Die Daten stammen aus der National Health and Nutritional Examination Surveys (NHANES) und umfassten 8.224 Personen. Osteoporose wurde in dieser Studie diagnostiziert, wenn die Knochendichte (BMD) 2,5 Standardabweichungen unter dem Durchschnitt junger Erwachsener lag. Die Kupferaufnahme wurde durch zwei 24-Stunden-Erinnerungsumfragen ermittelt,

Kupfer in pflanzlichen Nahrungsmitteln:

Getrocknete Spirulina-Algen	**6,1 mg**
Getrocknete Shiitake-Pilze	**5,2 mg**
Bitterschokolade	**3,2 mg**
Sesam geröstet	**2,5 mg**
Sojachips	**2,5 mg**
Cashewnüsse	**2,2 mg**
Cashewbutter	**2,2 mg**
Sonnenblumenkerne	**1,8 mg**
Haselnüsse	**1,8 mg**
Paranüsse	**1,7 mg**
Haselnüsse	**1,7 mg**
Hanfsamen	**1,6 mg**
Walnüsse	**1,6 mg**
Sesambutter	**1,6 mg**
Tomaten	**1,4 mg**

Alle Angaben je 100 g
(Quelle: US DEPARTMENT OF AGRICULTURE)

bei denen die Teilnehmer angaben, was sie gegessen hatten und welche Nahrungsergänzungsmittel sie genommen hatten. **Nach Berücksichtigung verschiedener Einflussfaktoren zeigte sich, dass Personen in den höchsten Quartilen der Kupferaufnahme ein deutlich geringeres Risiko für Osteoporose hatten.** Konkret hatten Personen im dritten Quartil der Kupferaufnahme ein um 52 % geringeres Risiko und diejenigen im vierten Quartil ein um 59 % geringeres Risiko im

Vergleich zu denen im niedrigsten Quartil. Zusätzlich wurde festgestellt, dass die durchschnittliche Knochendichte im Oberschenkelknochen und in der Wirbelsäule bei Personen mit der höchsten Kupferaufnahme (durchschnittlich 1,51 mg Kupfer pro Tag) höher war als bei denen mit der niedrigsten Kupferaufnahme. Zusammengefasst zeigen die Ergebnisse der Studie, dass eine höhere Kupferaufnahme über die Nahrung und Nahrungsergänzungsmittel mit einer besseren Knochendichte und einem geringeren Risiko für Osteoporose bei Erwachsenen verbunden ist.

Bioverfügbarkeit: Nicht alle Kupfer-Formen sind gleich gut!

Kupfer-Formen mit guter Bioverfügbarkeit werden vom Körper besser aufgenommen und sollten bevorzugt werden! Daher sind die mit schlechter Bioverfügbarkeit in der Tabelle durchgestrichen:

Gute Bioverfügbarkeit:	Schlechte Bioverfügbarkeit:
Kupferbisglycinat	~~Kupfersulfat~~
Kupfergluconat	~~Kupferoxid~~
Kupfercitrat	

Kupfer Kompaktübersicht ▼

Wirkung:	Kupfer verbesserte in Studien die Knochenfestigkeit
Dosierungs -Richtwert:	Kupfer: **2 mg** / Tag Zink: **20 mg** / Tag
€ Kosten:	**1-2 €** / **Monat**
Bezugs- quellen:	Am günstigsten in Internetshops. Erhältlich auch in Apotheken, Drogerien und Reformhäusern.
Auf was zu achten ist:	Kupfer sollte immer zusammen mit Zink konsumiert werden, da diese Gegenspieler sind. Bei einer erhöhten Kupferaufnahme steigt auch der Bedarf an Zink. **Nehmen Sie Kupfer <u>nicht auf nüchternen Magen</u> ein, da es zu Übelkeit kommen kann!**
Studien:	(222)

Angaben ohne Gewähr. Anwendung auf eigene Gefahr!

Wirkung positiv getestet bei:

In vitro (Reagenzglas)	In vivo (Tiere)	In vivo (Mensch)
	✔	✔

Selen
Ein wichtiges Spurenelement für starke Knochen

Selen ist ein essentielles Spurenelement, das in verschiedenen biologischen Prozessen im Körper eine wichtige Rolle spielt. Es ist ein starkes Antioxidans, das die Zellen vor Schäden durch freie Radikale schützt. Diese freien Radikale entstehen bei normalen Stoffwechselprozessen und können Zellschäden verursachen, die zu chronischen Krankheiten führen. Darüber hinaus unterstützt Selen das Immunsystem, indem es die Abwehr von Infektionen fördert und Entzündungen reguliert.

Selen in pflanzlichen Nahrungsmitteln:

Paranüsse	1.900 mcg
Gemahl. Senfkörner	200 mcg
Sonnenblumenkerne	80 mcg
Weizenkeime	65 mcg
Chia-Samen	55 mcg
Vollkornbrot	25 mcg
Kleieflocken	50 mcg
Getr. Shiitake-Pilze	46 mcg
Haferkleie	45 mcg
Vollkorn-Fladenbrot	44 mcg
Erdnussbutter	40 mcg
Gelber Senf	33 mcg
Haferkleie Flocken	26 mcg
Schokoladen-getränkepulver	21 mcg
Weizencreme	20 mcg

Alle Angaben je 100 g
(Quelle: US DEPARTMENT OF AGRICULTURE)

Es ist auch für die Produktion von Schild-drüsenhormonen unerlässlich und trägt zur normalen Funktion der Schilddrüse bei, die den Stoffwechsel und die Energieproduktion im Körper steuert. Selen spielt ebenfalls eine wichtige Rolle in der Fortpflanzung, insbesondere bei der gesunden Entwicklung von Spermien.

Zudem gibt es Hinweise darauf, dass eine ausreichende Selenaufnahme das Risiko für Krebs senken könnte, da Selen an der Regulierung des Zellwachstums und der Verhinderung von Zellmutationen beteiligt ist.

Der Selenspiegel im Blut steht im Zusammenhang mit der Knochendichte. In einer Studie *(223)* wurde untersucht, ob ein Zusammenhang zwischen der Selenaufnahme und der Knochendichte sowie dem Risiko von Osteoporose bei Menschen mittleren und höheren Alters besteht. Die Daten wurden aus den nationalen Gesundheits- und Ernährungsumfragen (NHANES) der Jahre 2009-2010, 2013-2014 und 2017-2020 erhoben. Informationen zur Selenaufnahme wurden durch 24-Stunden-Ernährungserinnerungen gesammelt. Die Knochendichte wurde mittels dualer Röntgenabsorptiometrie gemessen. Osteoporose wurde diagnostiziert, wenn der T-Score $\leq$ -2,5 war. An der Studie nahmen 3.250 Personen mit einem Durchschnittsalter von 60 Jahren teil, darunter 51,88 % Frauen. Die Häufigkeit von Osteoporose betrug 9,35 % (3,30 % bei Männern und 17,75 % bei Frauen). **Die Analyse ergab, dass eine höhere Selenaufnahme über die Nahrung mit einem geringeren Risiko für Osteoporose verbunden war. Personen im höchsten Quartil der Selenaufnahme hatten ein um 37 % geringeres Risiko für Osteoporose im Vergleich zu denen im niedrigsten Quartil.**

Selen Kompaktübersicht ▼

Wirkung:	Verbessert die Knochengesundheit
Dosierungs-Richtwert:	**200 mcg** (Mikrogramm) / Tag
€ Kosten:	ca. 2 € / Monat
Bezugs-quellen:	Am günstigsten in Internetshops
Studien:	(223)

Angaben ohne Gewähr. Anwendung auf eigene Gefahr!

Wirkung positiv getestet bei:

In vitro (Reagenzglas)	In vivo (Tiere)	In vivo (Mensch)
		✔

Vitamin C
Das bekannteste Vitamin
spielt auch eine wichtige Rolle für feste Knochen

Eine Meta-Studie *(221)* untersuchte, ob es einen Zusammenhang zwischen der Aufnahme von Vitamin C und der Knochengesundheit gibt, insbesondere in Bezug auf die Knochenmineraldichte (BMD) sowie das Risiko von Frakturen und Osteoporose. Dazu wurden Daten aus früheren Studien analysiert, die bis Februar 2017 in verschiedenen wissenschaftlichen Datenbanken gesammelt wurden.

Die Analyse ergab, dass eine höhere Aufnahme von Vitamin C über die Nahrung positiv mit der Knochenmineraldichte am Schenkelhals und an der Lendenwirbelsäule verbunden ist. Das bedeutet, dass Menschen, die mehr Vitamin C zu sich nehmen, tendenziell dichtere Knochen in diesen Bereichen haben. Die Studie fand auch, dass eine **höhere Vitamin-C-Aufnahme mit einem um 33 % geringeren Risiko für Osteoporose verbunden war.** Beim Risiko für Hüftfrakturen zeigte sich ein tendenziell geringeres Risiko bei höherer Vitamin-C-Aufnahme, aber dieser Zusammenhang war statistisch nicht signifikant.

Zusammenfassend deutet die Studie darauf hin, dass eine höhere Aufnahme von Vitamin C über die Nahrung mit einer besseren Knochengesundheit verbunden ist, was sich in einer höheren Knochenmineraldichte und einem geringeren Risiko für Osteoporose und möglicherweise auch für Hüftfrakturen zeigt.

Studien zeigten auch, dass hochdosierte Vitamin-C-Ergänzungen (≥ 1000 mg/Tag) Insulinresistenz signifikant senkten. Und Insulinresistenz und Osteoporose hängen eng zusammen, da eine Insulinresistenz bzw. Diabetes zu weichen Knochen führt. Auch zur Fettreduktion es **äußerst wichtig**, auf genug Vitamin C in Ihrer Ernährung (und/oder durch Nahrungs-ergänzungsmittel) zu achten! Personen mit ausreichendem Vitamin-C-Status oxidieren während einer moderaten Trainingseinheit 30 % mehr Fett als Personen mit niedrigem Vitamin-C-Status. Daher sind Personen mit Vitamin-C-Mangel möglicherweise resistenter gegen den Verlust von Fettmasse. Vitamin C spielt auch eine entscheidende Rolle bei der Unterstützung des Immunsystems, da es die Produktion von Immunzellen fördert und die Abwehrkräfte des Körpers stärkt.

Vitamin C in pflanzlichen Nahrungsmitteln:

Australische Buschpflaume	**3.000 mg**
Camu Camu	**2.000 mg**
Acerola Kirschen / Saft	**1.677 mg**
Hagebutten	**426 mg**
Süße gelbe Paprika	**183 mg**
Getrocknete Litschis	**183 mg**
Schwarze Johannisbeeren	**181 mg**
Komatsuna	**130 mg**
Süße rote Paprika	**127 mg**
Haferkleie Flocken	**127 mg**
Kiwis	**120 mg**
Sonnengetr. Tomaten	**101 mg**
Grünkohl	**93 mg**
Brokkoli	**89 mg**
Traubensaft und Orangensaft	**30 mg**

Alle Angaben je 100 g,
(Quelle: US DEPARTMENT OF AGRICULTURE, u.a.)

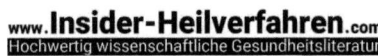

Vitamin C **Kompaktübersicht ▼**

Wirkung:	• Stärkt die Knochen • Senkt den Blutzuckerspiegel • verbrennt viszerales Fett • Fördert das Immunsystem • Erhöht die Kollagenbildung • Fördert die Wundheilung
Dosierungs-Richtwert:	1.000 – 5.000 mg / Tag
€ Kosten:	Ca. 2 € / Monat
Bezugs-quellen:	Ascorbinsäure erhalten Sie am günstigsten in Drogerien als Pulver (ca. 2 € pro 100 g)
Auf was zu achten ist:	Gesünder ist die Einnahme von Vitamin C – reichen Früchten und die isolierte Ascorbinsäure als Pulver nur als Ergänzung. Studien haben gezeigt, dass Vitamin C nur in Kombination mit Vitamin C – reichen Früchten eine zellschützende Wirkung hat.
Studien:	(221)

Angaben ohne Gewähr. Anwendung auf eigene Gefahr!

Wirkung positiv getestet bei:

In vitro (Reagenzglas)	In vivo (Tiere)	In vivo (Mensch)
	✔	✔

Tocotrienol
Mit dem stärksten Vitamin E für starke Knochen

Tocotrienol ist eine spezielle Form von Vitamin E. Sowohl Tocopherol, als auch Tocotrienol kommen in vier verschiedenen Isoformen wie **Alpha (α), Beta (β), Gamma (γ) und Delta (δ)** vor. Chemisch gesehen gibt es nur wenige Unterschiede zwischen Toco*pherolen* und Toco*trienolen*. Während die Seitenkette des Tocopherols vollständig gesättigt ist, haben Tocotrienole eine dreifach ungesättigte Seitenkette. Daher auch der Name Trienole. Trie= drei. Tocotrienole werden bei oraler Einnahme nur zu ca. 30% resorbiert, was wesentlich weniger ist als die Tocopherol-Variante. **Jedoch ist die antioxidative Wirkung des Tocotrienols 40 bis 60 mal stärker!** Tocotrienol kommt hauptsächlich im roten Palmöl, Cranberryöl, Gerstenöl und Traubenkernöl vor. Allerdings müsste man 100 ml am Tag davon jeweils schlucken, um auf 100 mg am Tag zu kommen. Daher wurden Kapseln ins Leben gerufen.

In den Studien wurden verschiedene Techniken verwendet, um die Auswirkungen von Tocotrienol auf die Knochen zu analysieren. Dazu gehörten Röntgenmikrotomografie, duale Röntgenabsorptiometrie, Messungen von Knochenumsatzmarkern, Bestimmungen des Knochenkalziumgehalts und Tests der biomechanischen Festigkeit. **Die Ergebnisse zeigten, dass Tocotrienol bei Ratten mit Osteopenie (einer Vorstufe von Osteoporose) die Anzahl der Osteoblasten (knochenbildende Zellen), die Knochenbildung, die Mineralablagerung und die Mikroarchitektur der Knochen verbesserte.** Zudem verringerte Tocotrienol die Anzahl der Osteoklasten (knochenabbauende Zellen) und die Knochenerosion. Es wurde auch festgestellt, dass Tocotrienol die Knochenmineraldichte verbesserte, obwohl die biomechanische Festigkeit der Knochen nicht signifikant verändert wurde.

Wie stark Tocotrienol wirkt, können Sie selbst leicht messen:

Indem Sie z.B. Pommes essen und nach ca. 1-2 Std. Ihren Urin auf Malondialdehyd überprüfen. Das ist ein Abbauprodukt der freien Radikale. Und dann machen Sie einen erneuten Test: Diesmal aber, schlucken Sie unmittelbar <u>vor</u> dem Pommes-Konsum eine Tocotrienol-Tablette. Sie werden sehen, dass die freien Radikale auf null bleiben, solange Tocotrienol anwesend ist. Sie erhalten den „Freie Radikale-Check" in einigen (Online)-Apotheken unter der **PZN 108 47 588**. Es befinden sich 3 Test-Streifen in der Packung. Tipp: Wenn Sie die Streifen durch 3 teilen (senkrecht, mit der Schere), haben Sie 9 Tests! Der Preis liegt um die 21,50 €.

Tocotrienol **Kompaktübersicht** ▼

Wirkung:	Tocotrienol ist ein starkes fettlösliches Antioxidans mit Anti-Diabetischen- und Anti-Fettleibigkeits-Eigenschaften
Dosierungs-Richtwert:	Oral: **100 mg** (2 x täglich je 50 mg)
€ Kosten:	ca. **25 €** / Monat
Bezugs-quellen:	Diverse Internetshops und Apotheken
Auf was zu achten ist:	Verwenden Sie ein Präparat, wo nur Tocotrienole vorkommen! Verwenden Sie keine Misch-Präparate von Tocotrienol und Tocopherol, da das Tocopherol das „bessere" Tocotrienol verdrängt. Es ist allerdings normal, dass kleinere Mengen Tocopherole immer mit dabei sind.
Studien:	(216) (217) (218)

Angaben ohne Gewähr. Anwendung auf eigene Gefahr!

Wirkung positiv getestet bei:

In vitro (Reagenzglas)	In vivo (Tiere)	In vivo (Mensch)
✔	✔	

Arginin + Citrullin
Die beiden durchblutungsfördernden Aminosäuren
sorgen auch für starke Knochen

Etwa 10 % der Frakturen langer Knochen heilen unzureichend und führen zu Pseudoarthrosen, wobei ein **gestörter Arginin-Citrullin-Stickstoffmonoxid-Stoffwechsel aufgrund schlechter Ernährung ein Risikofaktor ist.** Studien an Mäusen zeigten, dass eine gestörte Umwandlung von Arginin in Citrullin die Heilung verzögert. Die Studie untersuchte, ob die Stimulierung dieses Stoffwechsels den Heilungsprozess verbessern könnte, indem sie die Kollagensynthese und Angiogenese fördert. Dazu wurden Wildtyp-Mäuse einer Femurosteotomie *(Eine Femurosteotomie ist ein chirurgischer Eingriff, bei dem ein kontrollierter Schnitt in den Oberschenkelknochen gemacht wird)* unterzogen und in drei Gruppen aufgeteilt: Arginin, Citrullin oder Kochsalzlösung (Kontrolle). **Nach 14 Tagen zeigten Mäuse, die Citrullin erhielten, eine signifikant bessere Heilung sowie erhöhte Konzentrationen von Citrullin und Ornithin im Knochen.** Die Analyse zeigte auch eine verringerte Expression von Entzündungsmarkern und eine erhöhte Expression von Faktoren, die Angiogenese und Kollagenproduktion fördern. Citrullin behandelte Mäuse nahmen 0,3 g zu, während die Kontrollgruppe 0,1 g abnahm, was auf eine bessere postoperative Genesung hindeutet. Insgesamt förderte die tägliche Citrullin-Supplementierung die Knochenheilung und verbesserte die Entzündungsreaktion *(Studie 209)*.

Wir brauchen durch die Nahrung lediglich **acht essentielle Aminosäuren**. Das heißt, acht Aminosäuren müssen zwingend mit der Nahrung zugeführt werden, damit wir nicht krank werden. Und dann gibt es noch zwei *semi-essentielle* Aminosäuren. Diese sind also sozusagen „halb essentiell". Normalerweise brauchen wir sie nicht, aber im Falle von Krankheiten, Stress oder Sport kommt der Körper mit der Herstellung dieser zwei semi-essentiellen Aminosäuren nicht mehr nach und so sollten diese mit der Nahrung zugeführt werden, woraus sich somit **zehn** essentielle Aminosäuren ergeben (8 essentielle und 2 semi-essentielle).

L-Arginin ist eine dieser beiden semi-essentiellen Aminosäuren. Es ist die einzige Vorstufe des Neurotransmitters *Stickstoffmonoxid (NO)*. Dieses Stickoxid steuert die Weitung der Gefäße (den „Gefäßtonus") und somit die Durchblutung und den Blutdruck. Mangelt es also an L-Arginin, so hat dieses einen schädlichen Einfluss auf die Blutgefäße (sie verengen), was zu Bluthochdruck und dann letztlich zu Arteriosklerose führt.

Auch wenn Sie den Arginin-Spiegel auch durch die Nahrung decken können, empfiehlt es sich, wenn Sie bereits an Arteriosklerose leiden, ein *Präparat* einzunehmen, um den L-Arginin-Spiegel deutlich zu erhöhen. Der Nachteil von L-Arginin ist allerdings seine sehr kurze Halbwertszeit von 70 Min. Das bedeutet, dass nach dieser Zeit das Arginin bereits zur Hälfte abgebaut ist. Aus diesem Grund gibt es das **L-Citrullin**. Dies ist eine nicht essentielle Aminosäure, welche vor allem in den Schalen von Wassermelonen vorkommt. Diese gilt als *Verweildauer-Verlängerer* und hält den Arginin-Spiegel auf einem stabilen Niveau, da es für die zeitverzögerte Umwandlung von Citrullin in Arginin sorgt, die in der Leber stattfindet. Jetzt könnte man meinen: Wozu brauchen wir dann noch L-Arginin, wenn doch L-Citrullin viel besser ist, da es ohnehin in L-Arginin umgewandelt wird? Laut wissenschaftlichen Untersuchungen hat sich die **Kombination von L-Arginin und L-Citrullin als deutlich wirksamer erwiesen** *(Studie 102)*, als wenn nur eine der beiden eingenommen wird. Durch die Kombination dieser beiden, wird der Stickoxid-Spiegel deutlich stärker erhöht. Sollten Sie aber den minimalistischen Weg gehen wollen und nur eine von beiden einnehmen möchten, dann sollten Sie lieber zu L-Citrullin greifen, zwecks der zeitverzögerten Abgabe. So haben Sie immer einen konstanten L-Arginin-Spiegel. Beide Aminosäuren sind als frei verkäufliche Nahrungsergänzungsmittel im Handel erhältlich. Bereits wenige Gramm reichen aus, um die Durchblutung zu steigern und die Gefäßgesundheit zu verbessern.

Arginin in pflanzlichen Nahrungsmitteln je 100 g:

Pinienkerne	**4.500 mg**
Kürbiskerne	**3.500 mg**
Sojamehl (entfettet)	**3.400 mg**
Erdnüsse geröstet	**3.200 mg**
Erdnußbutter/-mus	**3.200 mg**
Sojafleisch	**2.900 mg**
Sojabohne geröstet	**2.600 mg**
Erdnüsse dragiert	**2.500 mg**
Steinpilz getrocknet	**2.500 mg**
Leinsamen	**2.400 mg**
Sesam	**2.200 mg**
Mandeln süß	**2.200 mg**
Sonnen-blumenkerne	**2.100 mg**
Weizenkeime	**1.900 mg**
Mohn	**1.900 mg**

Citrullin in pflanzlichen Nahrungsmitteln je 100 g:

Wassermelone	**200 mg**
Kürbis	**24 mg**
Gurken	**14 mg**
Bittermelone	**12 mg**
Kürbiskerne	**9 mg**
Rote Beete	**8 mg**
Spargel	**7 mg**
Rucola	**7 mg**
Radieschen	**6 mg**
Chinakohl	**6 mg**
Artischocken	**5 mg**
Paprika	**5 mg**
Zwiebeln	**4 mg**
Spinat	**4 mg**
Brokkoli	**3 mg**

Die wichtigsten Eigenschaften von Arginin:

1. Fördert die Knochenheilung

2. Arginin ist die Ausgangssubstanz für die Bildung von **Stickoxid (NO)**. Dies stellt die Gefäße weit und sorgt für eine starke Durchblutung.

3. Arginin ist Substrat der **Prolinsynthese**. Prolin ist eine Aminosäure, die insbesondere für die Kollagensynthese wichtig ist.

4. Arginin ist wichtig für die **Entgiftung von Ammoniak.**

5. Arginin ist Substrat der **Polyaminbiosynthese**. Polyamine *(Spermidin, Putrescin, Spermin)* sind an der Zellteilung beteiligt und stabilisieren Zellmembranen. Spermidin hat Anti-Aging- Eigenschaften und wurde mit der Verlängerung der Lebensdauer in verschiedenen Modellorganismen in Verbindung gebracht. Es kann die Autophagie fördern, einen Prozess, bei dem zelluläre Bestandteile recycelt und beschädigte oder fehlerhafte Proteine beseitigt werden, was dazu beiträgt, die Zellfunktion zu erhalten und die Alterungsprozesse zu verlangsamen.

6. Arginin **hemmt auch die Thrombozytenaggregation** und verhindert somit ein Verklumpen des Blutes.

Eine längere Einwirkung von L-Arginin, einem Nährstoff im Körper, kann dazu führen, dass sich Ablagerungen in den Blutgefäßen zurückbilden und die Funktionsstörung der Gefäßinnenwände verbessert wird. Eine Studie *(103)* hat untersucht, ob die regelmäßige Einnahme von L-Arginin bei Rhesusaffen mit Arterienverkalkung diese Ablagerungen verringert und die Gefäßfunktion wiederherstellt und wie genau das passiert. Dafür haben Wissenschaftler etwa 12 männliche Rhesusaffen 6 Monate lang mit einer Diät gefüttert, die viel Cholesterin und Butter enthielt, um eine Krankheit nachzubilden, die Hypercholesterinämie und Arterienverkalkung verursacht (Gruppe 1). Gleichzeitig wurden 12 Affen 6 Monate lang normales Futter gegeben (Gruppe 2). Nach 6 Monaten wurden beide Gruppen weiter in zwei Untergruppen aufgeteilt. Zusätzlich zu ihrer bisherigen Ernährung haben die Forscher einer Gruppe 6 Monate lang L-Arginin ins Trinkwasser gemischt (Gruppe 3 und 4). Alle 3 Monate haben sie den Stickoxidspiegel im Blut gemessen, ein wichtiger Stoff für die Gesundheit der Blutgefäße. Sie haben auch die Bildung von schädlichen Sauerstoffmolekülen und die Produktion von Schadstoffen aus Fetten im Blut gemessen. Veränderungen in der Muskelspannung der Blutgefäße wurden verglichen. Die Cholesterindiät hat die Stickoxidproduktion im Blut verringert. **L-Arginin hat diesen Effekt teilweise rückgängig gemacht**, aber nicht den Cholesterinspiegel beeinflusst. **L-Arginin hat auch dazu beigetragen, dass die Blutgefäße sich weniger verengen, Ablagerungen in den Gefäßen verringert und die Funktion der Gefäßinnenwände verbessert.** Außerdem hat L-Arginin die Produktion schädlicher Sauerstoffmoleküle im Blut verringert. Eine regelmäßige Einnahme von L-Arginin als

Nahrungsergänzungsmittel kann das Fortschreiten von Ablagerungen in den Blutgefäßen verlangsamen, indem es die Stickoxidproduktion erhöht und die Belastung der Gefäße reduziert.

Eine Doppelblindstudie *(104)* wurde an 24 männlichen Patienten mit Typ-2-Diabetes und Bluthochdruck durchgeführt, aufgeteilt in zwei Gruppen von 12 Patienten, die nach dem Zufallsprinzip 6 Monate lang entweder eine orale Ergänzung mit Placebo oder NAC* + Arginin erhielten. **Die Behandlung mit NAC + Arginin führte zu einer Verringerung sowohl des systolischen als auch des diastolischen arteriellen Blutdrucks, des Gesamtcholesterins, des LDL-Cholesterins und des oxidierten LDL-Cholesterins, des hochempfindlichen C-reaktiven Proteins, Fibrinogen und einer Verbesserung der Intima-Media-Dicke.**

*Was ist NAC?
NAC steht für **N-Acetylcystein**, eine chemische Verbindung, die aus der Aminosäure L-Cystein hergestellt wird. NAC wird häufig als Nahrungsergänzungsmittel verwendet und hat verschiedene Anwendungen in der Medizin und Gesundheitspflege. Hier sind einige wichtige Aspekte von NAC:

Antioxidative Eigenschaften: NAC ist ein starkes Antioxidans, das freie Radikale im Körper neutralisieren kann. Freie Radikale sind instabile Moleküle, die Zellschäden verursachen und zur Entstehung von Krankheiten wie Krebs, Herzerkrankungen und neurodegenerativen Erkrankungen beitragen können. Durch seine antioxidativen Eigenschaften kann NAC dazu beitragen,

Zellen vor oxidativem Stress zu schützen und die allgemeine Gesundheit zu verbessern.

Schleimlösende Wirkung: NAC wird auch als Schleimlöser eingesetzt, insbesondere zur Behandlung von Atemwegserkrankungen wie chronischer Bronchitis, Mukoviszidose und Lungenentzündung. Es kann helfen, den Schleim in den Atemwegen zu verdünnen und die Sekretion zu erleichtern, was die Atemwege freier macht und die Atmung erleichtert.

Entgiftung: NAC wird als Gegenmittel bei Vergiftungen mit Paracetamol (Acetaminophen) eingesetzt, da es die Leber unterstützt und die Produktion von Glutathion erhöht, einem wichtigen Antioxidans und Entgiftungsenzym im Körper. Es kann helfen, die Leberschäden zu reduzieren, die durch eine Überdosis Paracetamol verursacht werden können.

Psychische Gesundheit: Es wurde untersucht, ob NAC zur Behandlung von psychiatrischen Erkrankungen wie Depressionen, Angstzuständen, Zwangsstörungen und bipolaren Störungen eingesetzt werden kann. Es wird angenommen, dass NAC durch seine antioxidativen Eigenschaften und die Regulation von Neurotransmittern wie Glutamat und Dopamin positive Effekte auf die Stimmung und das psychische Wohlbefinden hat.

Knochen wie ein Teenager: Insider-Heilverfahren
gegen Osteoporose und Knochenbrüche
www.**Insider-Heilverfahren**.com
Hochwertig wissenschaftliche Gesundheitsliteratur
87

Arginin + Citrullin Kompaktübersicht ▼

Wirkung:	Fördert die Knochenheilung
	Weitet die Blutgefäße durch Bildung von Stickoxid (NO), hemmt die Verklumpung des Blutes, verbessert die Gesundheit der Blutgefäße (u.a.)
Dosierungs-Richtwert:	**Arginin:** 3 bis 6 g / **Citrullin:** 3 bis 6 g / Tag (entspricht jeweils 3.000 – 6.000 mg)
€ Kosten:	500 g Arginin erhalten Sie ab ca. 20 € / 500 g Citrullin ab ca. 15 €
Bezugs-quellen:	In Internetshops (auch in Bodybuilder-Shops)
Auf was zu achten ist:	**Zu hohe Mengen an Arginin können auch zu nitrosativem Stress führen. Es wäre daher ideal, Arginin mit einem Antioxidans wie z.B. N-Acetyl-L-Cystein (NAC) zu kombinieren.**
Studien:	(102) (103) (209)

Angaben ohne Gewähr. Anwendung auf eigene Gefahr!

Wirkung positiv getestet bei:

In vitro (Reagenzglas)	In vivo (Tiere)	In vivo (Mensch)
	✔	✔

Kapitel 3: Medizin aus der Natur für starke Knochen

Knoblauch
Super-Food der 100-jährigen

Eine Studie *(252)* untersuchte die Wirkung von Allicin, einem

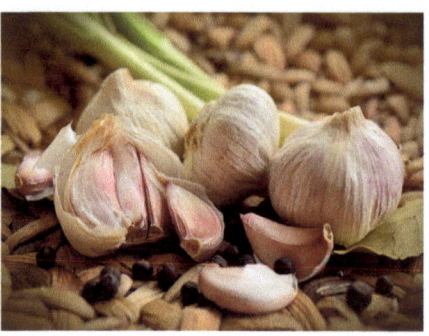

wichtigen Bestandteil von Knoblauch, auf gebrechliche ältere Ratten mit Osteoporose. Allicin wurde den Ratten in verschiedenen Dosierungen (niedrig, mittel, hoch) über einen längeren Zeitraum verabreicht. Die Forscher bewerteten die Gebrechlichkeit der Ratten anhand eines speziellen Indexes und untersuchten die Knochengesundheit durch Messung der Knochenmineraldichte und biomechanischer Eigenschaften. **Die Ergebnisse zeigten, dass Allicin die Gebrechlichkeit verringern und vor Osteoporose schützen kann. Es wurde festgestellt, dass Allicin den Knochenstoffwechsel anregt, was zu einer besseren Knochenmineraldichte und verbesserten biomechanischen Eigenschaften der Knochen führt.** Zusammengefasst liefert die Studie Hinweise darauf, dass eine langfristige Einnahme von Allicin die Gesundheit und Knochendichte bei alternden Ratten verbessern kann, was als präklinischer Beweis für eine mögliche Intervention gegen Gebrechlichkeit und Osteoporose dient.

Eine weitere Studie *(253)* untersuchte die Wirkung eines Ölextrakts aus Knoblauch auf die Calciumaufnahme im Darm und die Knochengesundheit bei Ratten mit Osteoporose, die durch die Entfernung der Eierstöcke (Ovariektomie) verursacht wurde. Die Ergebnisse zeigen, dass der Knoblauchextrakt die Calciumaufnahme im Darm verbessert, indem er bestimmte Enzyme (alkalische Phosphatase und Ca(2+)-aktivierte ATPase) aktiviert. **Durch die Gabe von Knoblauchöl konnten der Knochenmineralgehalt und die Knochenfestigkeit, die bei den Ratten nach der Ovariektomie gesunken waren, signifikant wiederhergestellt werden.** Außerdem wurde festgestellt, dass Knoblauchöl den Östrogenspiegel im Blut, der durch die Entfernung der Eierstöcke gesunken war, teilweise wiederherstellen konnte. Der Parathormonspiegel blieb jedoch unverändert. Die Studie legt nahe, dass der Ölextrakt aus Knoblauch, möglicherweise durch seine phytoöstrogene Wirkung, den Verlust von Knochenmineralien aufgrund eines Mangels an Eierstockhormonen verhindert, indem er die Calciumaufnahme im Darm verbessert und den Östrogenspiegel im Blut teilweise wiederherstellt.

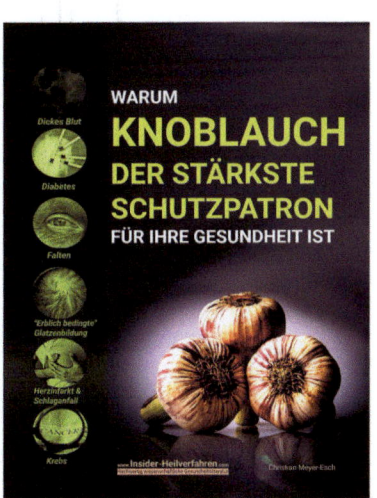

„Warum Knoblauch der stärkste Schutzpatron für Ihre Gesundheit ist"

Einen ausführlichen Blick ins Buch finden Sie auf
www.Insider-Heilverfahren.com

Knoblauch Kompaktübersicht ▼

Wirkung:	Erhöhte bei Tieren die Knochenmineraldichte bzw. Festigkeit
Dosierungs-Richtwert:	1 Knoblauchzehe bis 1 Knoblauchknolle / Tag (je nach Schwere der Osteoporose)
€ Kosten:	ca. **0,25** Euro pro Knolle
Bezugs-quellen:	Am günstigsten in Supermärkten
Auf was zu achten ist:	**Knoblauch sollte innerhalb von 24 Std. nach dem zerreiben verzehrt werden**, da sich das Allicin schnell abbaut! Des Weiteren ist wichtig, dass der PH-Wert nicht verändert wird, da dies ebenso zu einem Abbau des Allicins führt. Das bedeutet insbesondere, dass Sie es nicht mit Essig oder Zitronen(säure) mischen sollten!
Studien:	(252) (253)

Angaben ohne Gewähr. Anwendung auf eigene Gefahr!

Wirkung positiv getestet bei:

In vitro (Reagenzglas)	In vivo (Tiere)	In vivo (Mensch)
	✔	

Echter Beinwell (Symphytum officinale)
Heilpflanze gegen Osteoporose und Arthrose

Symphytum officinale, bekannt als Beinwell, ist eine traditionelle Heilpflanze, die seit langem zur Behandlung von Muskel- und Gelenkschmerzen, Wund- und Knochenheilung sowie Entzündungen verwendet wird. Moderne klinische Studien haben die schmerzlindernden und entzündungshemmenden Wirkungen von Beinwell bestätigt, jedoch war die molekulare Grundlage dieser Effekte bislang unklar. Eine Studie *(237)* hat gezeigt, dass ein hydroalkoholischer Extrakt aus Beinwellwurzel die Entwicklung entzündlicher Prozesse in menschlichen Endothelzellen (Zellen, die die Innenseite von Blutgefäßen auskleiden) dosisabhängig beeinflusst. Insbesondere der Extrakt und seine schleimfreie Fraktion hemmen die durch das Entzündungsmolekül Interleukin-1 (IL-1) ausgelöste Expression von entzündungsfördernden Markern wie E-Selectin, VCAM1, ICAM1 und COX-2. In dieser Studie *(238)* wurde untersucht, wie wirksam zwei Konzentrationen von topischen Cremes auf Basis von Beinwell und einer Mischung aus Gerbsäure und Eukalyptus im Vergleich zu einer Eukalyptus-Referenzcreme bei der Behandlung von Schmerzen, Steifheit und körperlicher Funktionsfähigkeit bei Patienten mit primärer Kniearthrose sind. 43 Männer und Frauen im Alter von 45 bis 83 Jahren, die an primärer Kniearthrose litten, nahmen an der Studie teil. Die Teilnehmer wurden zufällig in drei Gruppen eingeteilt: eine Gruppe erhielt eine Creme mit 10 % Beinwellwurzelextrakt, eine andere Gruppe eine Creme mit 20 % Beinwellwurzelextrakt und die dritte Gruppe erhielt eine Placebocreme. Die Ergebnisse bezüglich Schmerzen, Steifheit und Funktionsfähigkeit wurden anhand des Osteoarthritis-Index der Universitäten Western Ontario und MacMaster (WOMAC) bewertet. Die Teilnehmer trugen die Creme sechs Wochen lang dreimal täglich auf und wurden alle zwei Wochen untersucht. **Die Analyse der Ergebnisse zeigte signifikante Verbesserungen in allen Kategorien des WOMAC-Index (Schmerzen, Steifheit, tägliche Funktion) bei den Gruppen, die die Beinwell-Creme verwendeten, im Vergleich zur Placebogruppe.** Dies deutet darauf hin, dass die Cremes mit 10 % und 20 % Beinwellwurzelextrakt wirksamer waren als die Placebocreme. In den aktiven Gruppen traten bei jeweils zwei Teilnehmern vorübergehende und geringfügige Nebenwirkungen wie Hautausschlag und Juckreiz auf, die durch eine Anpassung der Anwendung schnell behoben wurden. Zusammenfassend lässt sich sagen, dass beide Beinwell-Cremes Schmerzen und Steifheit wirksam linderten und die körperliche Funktionsfähigkeit verbesserten. Sie waren bei der Behandlung von primärer Kniearthrose einem Placebo überlegen und verursachten keine schwerwiegenden Nebenwirkungen. In dieser Studie *(239)* wurde untersucht, ob **homöopathische Dosen*** der Heilpflanze Symphytum officinale (Beinwell) die Knochenbildung in mesenchymalen Stammzellen (MSCs) fördern können. MSCs sind vielseitige Stammzellen mit regenerativem Potenzial und Beinwell wird in der homöopathischen Medizin oft zur Beschleunigung der Knochenheilung verwendet. Das Ziel war herauszufinden, ob homöopathische Mengen von Beinwell die Umwandlung von MSCs in Knochenzellen (Osteoblasten) verbessern können. Dafür wurden Knochenmarkproben von Patienten entnommen, die sich einer Knochentransplantation unterzogen hatten. Die MSCs wurden isoliert und charakterisiert, um sicherzustellen, dass sie die typischen Stammzellenmarker CD90 und CD105 aufwiesen. Die Forscher testeten verschiedene homöopathische Verdünnungen von Beinwell (MT, 3C, 6C, 12C und 30C) und prüften, ob diese Zellgifteffekte auf die MSCs haben. Anschließend wurde die Knochenbildung in den MSCs durch Zugabe von β-Glycerophosphat, Ascorbinsäure und Dexamethason gefördert. Die Effizienz der Umwandlung in Osteoblasten wurde durch Messung von Osteocalcin (ein Marker für Knochenbildung) und der Aktivität der alkalischen Phosphatase (ein Enzym, das bei der Knochenbildung eine Rolle spielt) bewertet. Die Ergebnisse zeigten, dass die getesteten Verdünnungen von Beinwell keine toxischen Effekte auf die MSCs hatten. Außerdem wurde festgestellt, dass die meisten dieser homöopathischen Dosen die Knochenbildung in den MSCs erhöhten. Besonders die Urtinktur von Beinwell zeigte eine deutliche Förderung der Osteogenese. Dies wurde durch erhöhte Werte von Osteocalcin, Runx-2, Osteopontin und der alkalischen Phosphatase bestätigt. Zusammengefasst lässt sich sagen, dass homöopathische Dosen von Beinwell die Knochenbildung in mesenchymalen Stammzellen unterstützen und somit ein potenzielles Mittel zur Verbesserung der Knochenheilung darstellen könnten.

* Was sind homöopathische Dosen?

Homöopathische Dosen sind extrem verdünnte Mengen eines Wirkstoffs, die in der Homöopathie verwendet werden. Die Grundidee der Homöopathie, die von Samuel Hahnemann im 18. Jahrhundert entwickelt wurde, beruht auf dem Prinzip "Similia similibus curentur" oder "Ähnliches möge mit Ähnlichem geheilt werden". Dies bedeutet, dass eine Substanz, die in großen Mengen Symptome einer Krankheit verursachen kann, in sehr kleinen, verdünnten Dosen zur Behandlung ähnlicher Symptome eingesetzt werden kann.

Beinwell **Kompaktübersicht** ▼	
Wirkung:	Förderte in Studien die Knochendichte; wirkte entzündungshemmend; gegen Arthrose
Dosierungs-Richtwert:	Ich empfehle einen **flüssigen Beinwell-Wurzelextrakt (alkoholisch)** und diesen **1:1 mit einer Creme Ihrer Wahl** zu mischen. Diese Tinktur können Sie dann 2x täglich auf die erkrankten Knochen und Gelenke auftragen. Oder noch besser Sie lassen die Tinktur die ganze Nacht über einwirken, indem Sie eine Frischhaltefolie darüber tragen. Dies ist sehr wichtig, denn was trocken ist, kann nicht mehr wirken!
€ Kosten:	ca. 12 € / 100 ml
Bezugsquellen:	In Internetshops und Apotheken. Evtl. auch in Reformhäusern.
Auf was zu achten ist:	Beinwell wird hauptsächlich äußerlich angewendet, da seine innerliche Einnahme aufgrund potenzieller gesundheitlicher Risiken, insbesondere der enthaltenen Pyrrolizidinalkaloide, nicht empfohlen wird. Diese Alkaloide können bei innerlicher Anwendung leberschädigend und karzinogen wirken. Daher gibt es keine standardisierte Dosierung für die orale Einnahme von Beinwell, und die **innerliche Anwendung sollte vermieden werden, außer in homöopathischer Dosierung!**
Studien:	(237) (238) (239)

Angaben ohne Gewähr. Anwendung auf eigene Gefahr!

Wirkung positiv getestet bei:

In vitro (Reagenzglas)	In vivo (Tiere)	In vivo (Mensch)
✔		✔

Ackerschachtelhalm (Equisetum arvense)
Heilpflanze gegen Osteoporose und Muskelschwund

Ackerschachtelhalm, wissenschaftlich bekannt als Equisetum arvense, ist eine mehrjährige Pflanze, die zur Familie der Schachtelhalmgewächse (Equisetaceae) gehört. Sie ist auch unter dem Namen Zinnkraut bekannt und wächst häufig auf

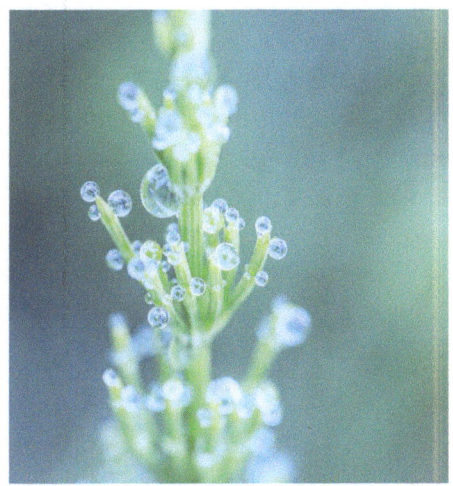

feuchten Böden in gemäßigten Klimazonen. Die Pflanze hat eine lange Geschichte in der traditionellen Medizin und wird oft wegen ihrer hohen Gehalte an Mineralstoffen, insbesondere Kieselsäure (Siliziumdioxid), verwendet. Ackerschachtelhalm wird traditionell zur Förderung der Gesundheit von Haut, Haaren und Nägeln verwendet und ist bekannt für seine harntreibenden Eigenschaften. Darüber hinaus enthält die Pflanze Flavonoide und verschiedene Mineralstoffe, die zur Stärkung des Bindegewebes beitragen.

In Bezug auf Osteoporose hat Ackerschachtelhalm aufgrund seines hohen Siliziumgehalts besonderes Interesse geweckt. Silizium ist ein Spurenelement, das eine wichtige Rolle bei der Bildung und Mineralisierung von Knochen spielt. Es trägt zur Synthese von Kollagen bei, einem wesentlichen Bestandteil des Knochengewebes, und kann die Knochenstärke verbessern.

Studien und experimentelle Forschung haben gezeigt, dass die Einnahme von Ackerschachtelhalm-Extrakt die Knochenmineraldichte erhöhen kann.

In dieser experimentellen Studie *(241)* wurden 50 junge Ratten zufällig in fünf Gruppen eingeteilt: eine Kontrollgruppe, eine Gruppe, die Calcium und Vitamin D erhielt, und drei Gruppen, die unterschiedliche Dosen von Ackerschachtelhalm-Extrakt (60 mg/kg, 90 mg/kg und 120 mg/kg) bekamen. Die Ratten wurden 30 Tage lang entsprechend ihrer Gruppe gefüttert. Während der Studie wurde die Knochendichte im Ober- und Unterkiefer der Ratten mithilfe von Röntgenaufnahmen gemessen, und die Serumspiegel von Kalzium, Vitamin D und Phosphor wurden zu Beginn und nach 30 Tagen analysiert. **Bezüglich der Knochendichte zeigte die Gruppe, die 120 mg/kg Ackerschachtelhalm-Extrakt erhielt, eine signifikante Zunahme der Knochendichte im Unterkiefer im Vergleich zur Kontrollgruppe.**

Altersbedingte Osteosarkopenie ist ein Syndrom, bei dem ältere Menschen gleichzeitig Knochenmasse (Osteopenie) und Muskelmasse (Sarkopenie) verlieren. Dies führt zu einem höheren Risiko für Stürze, Bewegungslosigkeit, Krankheiten und Todesfälle. Die Hauptursachen für diesen Abbau sind ein unausgeglichener Knochenumbau und der übermäßige Abbau von Muskelproteinen sowie Veränderungen der Muskelstruktur. Da eine chronische, leichte Entzündung sowohl Osteoporose als auch Sarkopenie fördert, wurde in dieser Studie *(242)* ein standardisierter Extrakt von Ackerschachtelhalm in verschiedenen In-vitro-Modellen getestet. Die Studie ergab, dass Ackerschachtelhalm der Muskelatrophie entgegenwirkte, indem es verschiedene Signalwege je nach angewendetem Reiz dämpfte und die Bildung und Aktivität von Osteoklasten verringerte. Durch computerbasierte Modellierungen wurde festgestellt, dass die Hemmung des nukleären Faktors kappa-B (NF-κB) ein gemeinsamer Mechanismus ist, der den positiven Wirkungen von Ackerschachtelhalm zugrunde liegt. In einer weiteren Untersuchung erhielten Mäuse über drei Monate täglich 500 mg/kg Ackerschachtelhalm. **Dies führte zu mehreren positiven Effekten: Die Muskelmasse und -leistung blieben erhalten, die oxidative Verschiebung der Muskelfasern wurde gehemmt, altersbedingte Veränderungen im Knochen wurden verlangsamt und die Dichte der Knochenstruktur blieb signifikant erhalten.** Zudem nahmen Entzündungen in Muskeln und Milz ab. Zusammenfassend zeigt die Studie, dass Ackerschachtelhalm-Extrakt die Muskelfunktion und den Knochenumbau im Alter bewahren kann und somit eine vielversprechende natürliche Behandlung für Osteosarkopenie darstellt.

In früheren Studien wurde beobachtet, dass eine Ergänzung von Calcium und Vitamin D mit den Aminosäuren L-Lysin, L-Prolin, L-Arginin und Vitamin C (L-Ascorbinsäure), die Knochenmineralisierung bei Ratten mit entferntem Eierstock (ein Modell für postmenopausale Osteoporose) verbessert. In dieser Studie *(243)* wurde untersucht, ob die zusätzliche Einnahme von Ackerschachtelhalm diese Effekte weiter verstärken kann. Die Forscher untersuchten Veränderungen der Serumbiomarker, des Knochenmineralgehalts und der Knochenstruktur des Oberschenkelknochens und verglichen die Ergebnisse mit denen des Standardmedikaments gegen Osteoporose, Raloxifen (RAL). **Die Ergebnisse zeigten, dass** die Ergänzung mit Ackerschachtelhalm zu signifikanten Verbesserungen bei den Markern für Knochenbildung und -resorption sowie bei der Dicke des kortikalen Knochens und der Breite des trabekulären Knochens führte.

Ackerschachtelhalm Kompaktübersicht ▾	
Wirkung:	Fördert die Knochendichte und wirkt (altersbedingten) Muskelschwund entgegen (bislang getestet bei Tieren)
Dosierungs-Richtwert:	**500 mg / Tag** (als **Extrakt**) Ackerschachtelhalm kann auch als **Tee** zubereitet werden. Dazu werden etwa 2 Teelöffel getrocknete Ackerschachtelhalm-Kraut in eine Tasse heißes Wasser gegeben und für 10-15 Minuten ziehen gelassen. Der Tee wird dann abgeseiht und kann mehrmals täglich getrunken werden. Dieser Tee liefert die mineralstoffreichen Inhaltsstoffe des Ackerschachtelhalms, einschließlich Kieselsäure, die für die Knochengesundheit wichtig sind.
€ Kosten:	ca. 7 € / Monat
Bezugs-quellen:	In Internetshops, in Apotheken und Reformhäusern
Studien:	(241) (242) (243)

Angaben ohne Gewähr. Anwendung auf eigene Gefahr!

Wirkung positiv getestet bei:

In vitro (Reagenzglas)	In vivo (Tiere)	In vivo (Mensch)
	✔	

Sanikel (Salicornia europaea)
Heilpflanze gegen Osteoporose

Sanikel, wissenschaftlich bekannt als Sanicula europaea, ist eine krautige Pflanze aus der Familie der Doldenblütler (Apiaceae). Sie wächst hauptsächlich in schattigen Laubwäldern und feuchten Gebüschen in Europa und Asien. Sanikel ist eine mehrjährige Pflanze, die Wuchshöhen von 15 bis 50 Zentimetern erreicht. Die Blätter sind handförmig gelappt und die kleinen, unauffälligen weißen bis grünlichen Blüten erscheinen von Mai bis Juli in dichten, kugeligen Dolden. Die Pflanze wird traditionell in der Naturheilkunde verwendet.

In einer Studie *(240)* wurde untersucht, wie ein Wasserextrakt aus der Pflanze Salicornia europaea L. auf den Knochenschwund und die Aktivität von Osteoklasten (Zellen, die Knochen abbauen) wirkt, besonders in Zusammenhang mit Osteoporose. Dazu wurden Experimente an Mäusen durchgeführt, bei denen die Eierstöcke entfernt wurden, um die Menopause zu simulieren. Die Ergebnisse zeigten, dass das Sanikelkraut die Bildung und Aktivität von Osteoklasten, die durch einen speziellen Botenstoff angeregt wurden, hemmen konnte. Dies wurde durch spezielle Färbetechniken nachgewiesen. Außerdem wurde festgestellt, dass Sanikel die Knochenresorption (den Abbau von Knochen) und die Bildung von speziellen Zellstrukturen, die für den Knochenabbau wichtig sind, reduziert. Dies geschah in einer dosisabhängigen Weise, also je mehr Sanikel verabreicht wurde, desto stärker war die Wirkung. Die Studie fand auch heraus, dass Sanikel die Expression von Genen, die mit der Osteoklastenbildung zusammenhängen, senkte. Mäuse, die Sanikel oral erhielten, zeigten eine verbesserte Knochendichte und bessere Strukturparameter der Knochen.Diese Ergebnisse deuten darauf hin, dass Sanikel und seine Komponenten, potenziell als vorbeugende oder therapeutische Mittel gegen Osteoporose und verwandte Erkrankungen eingesetzt werden könnten.

Sanikel **Kompaktübersicht** ▾	
Wirkung:	Fördert die Knochendichte (bislang getestet bei Tieren)
Dosierungs-Richtwert:	**Sanikel-Tee:** 1 Teelöffel getrocknete Sanikelblätter mit 250 ml kochendem Wasser übergießen. 10-15 Minuten ziehen lassen und dann abseihen. 2-3 Tassen täglich trinken.
	Sanikel-Tinktur: 20 g getrocknete Sanikelblätter in 100 ml 40%-igem Alkohol (z.B. Wodka) einlegen. Zwei Wochen an einem dunklen Ort ziehen lassen, täglich schütteln. Danach abseihen und in einer dunklen Flasche aufbewahren. 20-30 Tropfen der Tinktur 2-3 mal täglich in etwas Wasser einnehmen. Tinkturen sind konzentrierter und bieten eine höhere Dosierung der wirksamen Inhaltsstoffe.
€ Kosten:	100 g geschnittenes Kraut gibt es ab ca. **14 €**
Bezugs-quellen:	In Internetshops, evtl. auch in Apotheken und Reformhäusern
Studien:	(240)

Angaben ohne Gewähr. Anwendung auf eigene Gefahr!

Wirkung positiv getestet bei:

In vitro (Reagenzglas)	In vivo (Tiere)	In vivo (Mensch)
	✔	

Sulforaphan
Mit dem Pflanzenstoff zu starken Knochen

Hierbei handelt es sich um einen Pflanzenstoff, der zu den Senfölglykosiden gehört und in Kreuzblütlern vorkommt. Zu

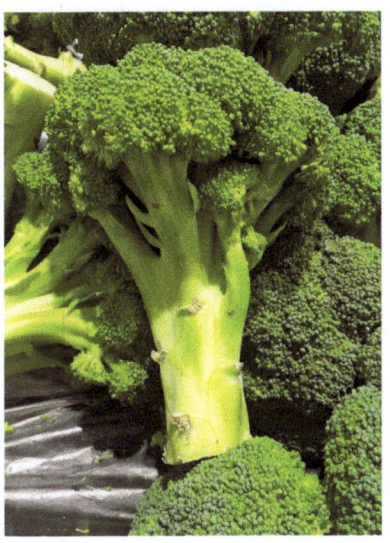

diesen zählen Blumenkohl und andere Kohlsorten, (Kapuziner)-Kresse, Meerrettich, Rucola, Radieschen, Raps, Senf und vor allem der Brokkoli. Allerdings befinden sich in Brokkoli-Samen und Brokkoli-Sprossen 10 – 100 mal mehr Sulforaphan als im ausgewachsenen Brokkoli-Gemüse! In einer Studie *(410)* konnte gezeigt werden, dass Sulforaphan die Osteoblastendifferenzierung durch epigenetische Mechanismen fördert.

Sulforaphan verstärkt die aktive DNA-Demethylierung und fördert die Präosteoblastendifferenzierung durch die Verbesserung der Mineralisierung der extrazellulären Matrix und der Expression osteoblastischer Marker. Der Pflanzenstoff verringert außerdem die Expression des Osteoklasten-Aktivator-Rezeptor-Aktivators. Diese Wirkungen korrelieren mit einem höheren Knochenvolumen (~20 %) bei Mäusen, die 5 Wochen lang mit Sulforaphan behandelt wurden, verglichen mit unbehandelten Mäusen, wie durch Mikrocomputertomographie bestimmt. Wichtig ist, dass bei der Sulforaphan-Behandlung keine Verschiebungen der

Mineraldichteverteilung beobachtet wurden, wie durch quantitative Rückstreuelektronenabbildung gemessen. Diese Studie deutet darauf hin, dass Sulforaphan das Gleichgewicht der Knochenhomöostase verschiebt.

Sulforaphan Kompaktübersicht ▾	
Wirkung:	Fördert die Knochendichte (bislang getestet bei Tieren)
Dosierungs-Richtwert:	In Studien gegen Krebs wurden 90 mg/Tag verwendet (enthalten in 2 Teelöffeln Brokkoli-Samen). Diese Dosis wäre daher auch bei Osteoporose anzustreben. Da Sulforaphan nur eine Halbwertszeit von 2-5 Std. hat, sollte es mindestens 2x täglich eingenommen werden. Idealerweise morgens und abends. Im besten Fall auch zusätzlich Mittags/Nachmittags. Verwenden Sie zusätzlich zu den Samen auch Brokkoli-Sprossen. Die Samen keimen nach 24 Std. im Wasser!
€ Kosten:	Wenn Sie für 30 € ein ganzes Kilo Brokkoli-Samen kaufen, belaufen sich die monatlichen Kosten auf **ca. 10 €** (beim Verzehr von 2 Teelöffeln/Tag). Es gibt jedoch auch Brokkoli-Samen zermahlen als Kapseln.
Bezugs-quellen:	Diverse Internetshops
Studien:	(410)

Angaben ohne Gewähr. Anwendung auf eigene Gefahr!

Wirkung positiv getestet bei:

In vitro (Reagenzglas)	In vivo (Tiere)	In vivo (Mensch)
	✔	

Fisetin
Flavonoid gegen Osteoporose

Fisetin ist ein pflanzliches Polyphenol und Flavonoid, das in verschiedenen Obst- und Gemüsesorten vorkommt. Chemisch gehört es zur Gruppe der Flavonole und findet sich in geringen Mengen in Erdbeeren, Äpfeln, Persimonen, Trauben, Zwiebeln und Gurken. Aufgrund seiner potenziellen gesundheitlichen Vorteile wird Fisetin intensiv erforscht. Fisetin besitzt eine typische Flavonoid-Struktur mit zwei aromatischen Ringen, die durch ein drei-Kohlenstoff-Brückengerüst verbunden sind. Diese Struktur verleiht ihm antioxidative Eigenschaften, die helfen, freie Radikale im Körper zu neutralisieren und Zellen vor oxidativem Stress zu schützen. Darüber hinaus hat Fisetin entzündungshemmende Eigenschaften, die zur Reduktion chronischer Entzündungen beitragen können. Aufgrund dieser potenziellen gesundheitlichen Vorteile wird Fisetin als Nahrungsergänzungsmittel angeboten. Wissenschaftler untersuchen es in präklinischen und klinischen Studien, um seine Wirkung und Sicherheit weiter zu bestätigen. Obwohl noch weiterer Forschung bedarf, um die Wirksamkeit und Sicherheit von Fisetin beim Menschen vollständig zu verstehen, deuten aktuelle Studien darauf hin, dass es eine wertvolle Ergänzung zur Ernährung sein könnte.

Eine Studie *(251)* wurden Computermodelle (Dockingstudien) genutzt, um zu prüfen, wie Fisetin und Alendronat *(ein bekanntes Osteoporosemedikament)* an Östrogen- und Vitamin-D-Rezeptoren binden. Diese Modelle zeigten, dass **Fisetin stabile Komplexe mit niedrigen Bindungswerten bildet, was auf eine gute Bindungsfähigkeit hinweist.** Zur weiteren Untersuchung wurden

SaOS-2-Zellen (menschenähnliche Knochenzellen) verwendet, um die Zellproliferation zu messen. **Fisetin zeigte hier eine signifikante Förderung des Zellwachstums.** Ratten mit durch Ovariektomie induzierter Osteoporose wurden bis zu 16 Wochen lang mit drei verschiedenen Dosen Fisetin und Alendronat behandelt. Die Ergebnisse zeigten, dass Fisetin die Gewichtszunahme und den Uterusindex der Ratten unterdrückte. Zudem verbesserte die **Fisetin-Behandlung signifikant den Knochenmineralgehalt (BMC), die Knochenmineraldichte (BMD) und andere biochemische Parameter wie Energie, maximale Belastung und Steifheit.** Darüber hinaus senkte Fisetin den Phosphor- und Calciumspiegel und erhöhte den Vitamin-D-Spiegel. Es reduzierte den Malonaldehydspiegel *(ein Marker für oxidativen Stress)* und erhöhte die Spiegel von Glutathion, Katalase und Superoxiddismutase (allesamt Antioxidantien) im Knochen-, Darm- und Lebergewebe. Die Behandlung unterdrückte auch entzündungsfördernde Zytokine.

Fisetin **Kompaktübersicht ▾**	
Wirkung:	Fördert die Knochendichte (getestet bislang an Tieren)
Dosierungs-Richtwert:	**100 mg / Tag**
€ Kosten:	ca. **15 € / Monat**
Bezugs-quellen:	In Internetshops, in Apotheken und Reformhäusern
Studien:	(251)

Angaben ohne Gewähr. Anwendung auf eigene Gefahr!

Wirkung positiv getestet bei:

In vitro (Reagenzglas)	In vivo (Tiere)	In vivo (Mensch)
	✔	

Phytoöstrogene
Wie Östrogene aus Pflanzen die Knochen stärken

Folgende Phytoöstrogene werden vorgestellt:

- Chinesische Yamswurzel (Dioscore)
- Rotklee
- Soja-Isoflavone
- Echter Salbei (Salvia officinalis)
- Roter Ginseng (Panax)
- Sesam

Phytoöstrogene sind pflanzliche Verbindungen, die eine ähnliche chemische Struktur wie das menschliche Hormon Östrogen haben. Sie können im Körper östrogenähnliche Wirkungen ausüben, indem sie an Östrogenrezeptoren binden. Phytoöstrogene sind in einer Vielzahl von pflanzlichen Lebensmitteln enthalten, besonders in Soja und Sojaprodukten, Leinsamen, Vollkornprodukten, Obst und Gemüse.

Die drei Hauptklassen von Phytoöstrogenen sind:

Isoflavone: Hauptsächlich in Soja und Sojaprodukten gefunden (z.B. Genistein, Daidzein).

Lignane: In Leinsamen, Vollkornprodukten und einigen Früchten und Gemüse enthalten (z.B. Secoisolariciresinol, Matairesinol).

Coumestane: In geringeren Mengen in Klee, Alfalfa und Sojabohnen vorkommend.

Einfluss von Phytoöstrogenen auf Osteoporose:

Nach der Menopause nimmt die Produktion von Östrogen bei Frauen stark ab, was das Risiko für Osteoporose erhöht. Hier kommt die mögliche Rolle von Phytoöstrogenen ins Spiel. Phytoöstrogene können an Östrogenrezeptoren binden und so ähnliche Wirkungen wie Östrogen ausüben. Dies kann helfen, den Knochenerhalt zu unterstützen und den Knochenabbau zu verlangsamen. Phytoöstrogene besitzen antioxidative Eigenschaften, die dazu beitragen können, oxidative Schäden an den Knochen zu reduzieren und die Knochengesundheit zu fördern. Studien haben gezeigt, dass Phytoöstrogene den Prozess des Knochenabbaus (Resorption) durch Hemmung osteoklastischer Aktivität (Zellen, die Knochen abbauen) verringern können. **In asiatischen Ländern, wo der Konsum von Sojaprodukten höher ist, gibt es eine geringere Inzidenz von Osteoporose und osteoporotischen Frakturen im Vergleich zu westlichen Ländern.** Dies legt nahe, dass Phytoöstrogene eine schützende Wirkung haben könnten. Einige klinische Studien haben gezeigt, dass die Supplementierung mit Isoflavonen die Knochendichte bei postmenopausalen Frauen erhöhen oder den Verlust an Knochendichte verlangsamen kann.

Phytoöstrogene können auch bei Männern mit Osteoporose eine Rolle spielen. Während Osteoporose häufiger bei Frauen auftritt, insbesondere nach der Menopause, sind auch Männer davon betroffen, insbesondere im höheren Alter.

Phytoöstrogene können aufgrund ihrer östrogenähnlichen Eigenschaften potenziell positive Effekte auf die Knochengesundheit bei Männern haben.

Chinesische Yamswurzel (Dioscore)

Die Chinesische Yamswurzel, auch bekannt als Dioscorea opposita oder Dioscorea polystachya, ist eine Pflanze, die in der traditionellen chinesischen Medizin (TCM) und als Nahrungsmittel verwendet wird. Sie ist eine Kletterpflanze, die lange, dünne Knollen produziert, die außen braun und innen weiß sind. Ursprünglich stammt sie aus China und Japan, wird aber mittlerweile auch in anderen Teilen der Welt angebaut. Sowohl die Wurzel als auch die Blätter der Pflanze werden genutzt, wobei die Wurzel am häufigsten zur Herstellung von Medizin und Nahrung verwendet wird.

In der TCM wird die Chinesische Yamswurzel (Shan Yao) wegen ihrer vielfältigen gesundheitlichen Vorteile hoch geschätzt. Sie dient als allgemeines Tonikum zur Stärkung der Energie (Qi) und zur Verbesserung der allgemeinen Vitalität. Außerdem wird sie zur Unterstützung der Verdauung und zur Behandlung von Verdauungsstörungen wie Durchfall und Appetitlosigkeit eingesetzt. Shan Yao stärkt zudem die Nieren- und Lungenfunktion und wird bei Beschwerden wie Husten, Keuchen und Harnwegsbeschwerden angewendet. Darüber hinaus kann sie bei der Regulierung des Blutzuckerspiegels helfen und wird zur Unterstützung der Behandlung von Diabetes genutzt. Ein weiterer Vorteil ist die Stärkung des Immunsystems, was die Widerstandskraft gegen Krankheiten erhöht.

Die Chinesische Yamswurzel ist reich an verschiedenen Nährstoffen und gesundheitsfördernden Verbindungen. Sie enthält unter anderem Vitamin C, Vitamin B6, Mangan, Kalium und Eisen. Zudem ist die Wurzel eine gute Quelle für Ballaststoffe, was die Verdauung fördert und zur Aufrechterhaltung eines gesunden Darmmilieus beiträgt.

Aus Yamswurzeln extrahierte Substanzen fördern das Wachstum von Knochenzellen (Osteoblasten) und können so schwachen und brüchigen Knochen bei Osteoporose vorbeugen. In einer Studie *(231)* wurde untersucht, wie diese Nanovesikel aus Yamswurzeln die Bildung und Stärkung von Knochen bei Mäusen mit osteoporosebedingtem Knochenschwund fördern. Die Yamswurzeln wurden erfolgreich isoliert und ihre Wirkung auf die Vermehrung und Reifung von Knochenzellen getestet, wobei positive Effekte beobachtet wurden. Diese Wirkung hing nicht von bekannten Inhaltsstoffen wie Saponinen ab, sondern von einem speziellen Signalweg in den Zellen. Bei Mäusen, die Yamswurzeln erhielten, verbesserte sich das Knochenwachstum und die Knochendichte, was durch eine gute Aufnahme im Verdauungstrakt und eine hohe Sicherheit bestätigt wurde. Somit könnten Yamswurzeln als sicheres und wirksames Mittel zur Behandlung von Osteoporose dienen.

Neben der knochenaufbauenden Eigenschaft, haben Studien an Menschen auch gezeigt, dass es folgende Hormone erhöht:

- Erhöht Östron (+26%)*
- Erhöht SHBG (+9,5%)*
- Erhöht Östradiol (+27%)*

*(*diese Werte wurden durch 390 g Yamswurzel/Tag erreicht)*

Rotklee (Trifolium pratense)

Rotklee, wissenschaftlich bekannt als Trifolium pratense, ist eine Pflanze aus der Familie der Hülsenfrüchtler (Fabaceae). Er ist in Europa, Westasien und Nordwestafrika heimisch, wird aber weltweit kultiviert und wächst auf Wiesen, Feldern und Weiden. Rotklee ist bekannt für seine auffälligen roten oder purpurfarbenen Blütenköpfe, die im Frühjahr und Sommer blühen. Rotklee hat eine lange Geschichte als Futterpflanze für Nutztiere, da er reich an Proteinen und anderen Nährstoffen ist. Er wird auch in der Landwirtschaft verwendet, um den Boden zu verbessern, da er Stickstoff fixieren kann und somit den Boden fruchtbarer macht. Neben seiner Bedeutung in der Landwirtschaft wird Rotklee auch wegen seiner gesundheitlichen Vorteile geschätzt. **Er enthält eine Vielzahl von bioaktiven Verbindungen, insbesondere Isoflavone, die pflanzliche Östrogene (Phytoöstrogene) sind.** Diese Isoflavone, darunter Genistein und Daidzein, können im Körper östrogenähnliche Wirkungen haben und werden häufig zur Linderung von Wechseljahrsbeschwerden eingesetzt. Rotklee wird oft in Form von Nahrungsergänzungsmitteln, Tees oder Extrakten konsumiert, um von seinen potenziellen gesundheitlichen Vorteilen zu profitieren.

Diese Studie *(244)* hatte zum Ziel, die vorbeugende Wirkung von Isoflavonen aus Rotklee auf Knochenschwund bei weiblichen Ratten zu untersuchen, die durch eine Entfernung der Eierstöcke (Ovariektomie) einen Östrogenmangel aufwiesen. Eine Woche nach der Ovariektomie erhielten die Ratten 14 Wochen lang täglich eine Dosis von 20 oder 40 mg Isoflavonen. Die Ergebnisse zeigten, dass die Ovariektomie bei den Ratten den Knochenmineralgehalt, das Gewicht und die

Dichte des Oberschenkelknochens sowie die mechanische Festigkeit des Schienbeins verringerte. Zudem stiegen die Werte der knochenspezifischen alkalischen Phosphatase im Blut und die Anzahl der Knochenabbauzellen (Osteoklasten) im Vergleich zu einer Kontrollgruppe. **Die Behandlung mit Isoflavonen erhöhte den Knochenmineralgehalt, die mechanische Festigkeit des Schienbeins, das Gewicht und die Dichte des Oberschenkelknochens signifikant und verhinderte den Anstieg der alkalischen Phosphatasewerte. Außerdem verringerte die Isoflavon-Behandlung die Anzahl der Osteoklasten im Vergleich zu den unbehandelten, ovariektomierten Ratten.** Diese Ergebnisse deuten darauf hin, dass Isoflavone aus Rotklee den durch Östrogenmangel verursachten Knochenschwund effektiv reduzieren können.

In einer weiteren Studie *(245)* wurden die Auswirkungen des täglichen Verzehrs eines Rotkleeextrakts auf die Knochengesundheit, den Entzündungsstatus und die kardiovaskuläre Gesundheit bei Frauen in den Wechseljahren untersucht. In einer 12-wöchigen Studie erhielten 60 Frauen in den Wechseljahren täglich entweder 150 ml Rotklee-Extrakt, der **37,1 mg Isoflavone** enthielt, oder ein Placebo. Die Studie war randomisiert, doppelblind und placebokontrolliert, was bedeutet, dass weder die Teilnehmerinnen noch die Forscher wussten, wer welchen Extrakt erhielt, um die Ergebnisse objektiv zu halten. Die Knochengesundheit wurde anhand der Knochenmineraldichte, des Knochenmineralgehalts und des T-Scores an der Lendenwirbelsäule und am Schenkelhals gemessen. Zusätzlich wurden der Knochenumsatz und Entzündungsmarker im Blutplasma untersucht, sowie der Blutdruck gemessen. **Die Ergebnisse zeigten, dass der**

Rotklee-Extrakt einen positiven Einfluss auf die Knochengesundheit hatte. Bei den Frauen, die das Placebo erhielten, sank die Knochenmineraldichte an der Lendenwirbelsäule signifikant, während dies in der Rotklee-Gruppe nicht der Fall war. Auch der T-Score an der Lendenwirbelsäule verschlechterte sich nur in der Placebogruppe. Der CTx-Wert, ein Marker für den Knochenabbau, sank in der Rotklee-Gruppe um etwa 9,94 %, jedoch war dieser Rückgang nicht signifikant. Zusammengefasst zeigt die Studie, dass die tägliche Einnahme des Rotkleeextrakts über 12 Wochen die Knochengesundheit bei Frauen in den Wechseljahren verbessert, ohne negative Auswirkungen auf den Blutdruck oder Entzündungsmarker zu haben.

Soja-Isoflavone

Soja-Isoflavone sind pflanzliche Verbindungen, die in Sojabohnen und daraus hergestellten Produkten vorkommen. Sie gehören zur Klasse der Phytoöstrogene, das sind pflanzliche Stoffe, die eine ähnliche Struktur wie das weibliche Hormon Östrogen haben und im Körper östrogenähnliche Wirkungen entfalten können.

Diese Studie *(246)* untersuchte die Wirkung von Soja-Isoflavonen auf die Vorbeugung von Osteoporose sowie die wirksame Dosierung und Wirkungsdauer dieser Substanzen. In die Analyse wurden randomisierte, kontrollierte Studien einbezogen, die den Zusammenhang zwischen Soja-Isoflavonen und Osteoporose untersuchten. **Die Ergebnisse der Metaanalyse zeigten, dass Soja-Isoflavone die**

Knochenmineraldichte bei Frauen signifikant um 54 % erhöhen und den Knochenresorptionsmarker Desoxypyridinolin im Urin um 23 % senken konnten. Besonders postmenopausale Frauen und diejenigen, die mehr als 75 mg Isoflavone pro Tag einnahmen, zeigten größere Verbesserungen in der Knochenmineraldichte. Zusammengefasst zeigt die Metaanalyse, dass Soja-Isoflavon-Ergänzungsmittel die Knochenmineraldichte signifikant erhöhen und den Knochenabbau, gemessen im Urin, reduzieren können. Es wurde jedoch kein signifikanter Effekt auf den Knochenbildungsmarker alkalische Knochenphosphatase im Serum festgestellt.

Der Verzehr von Soja-Isoflavonen führte zu einer signifikanten Verbesserung der Knochendichte an der Lendenwirbelsäule, der Hüfte und dem Schenkelhals. Die genaue Verbesserung betrug:

- Lendenwirbelsäule: 0,76 %
- Hüfte: 0,22 %
- Schenkelhals: 2,27 %

Die Untergruppenanalyse zeigte, dass diese Verbesserungen besonders bei normalgewichtigen Personen und bei Interventionen, die länger als ein Jahr dauerten, signifikant waren. Auch der Ort der Studie und die Dosierung spielten eine Rolle bei der Wirkung der Isoflavone.

Bei den Markern des Knochenabbaus wurden folgende Veränderungen beobachtet:

- Osteoprotegerin (ein Marker, der den Knochenabbau hemmt) stieg an.
- Pyridinolin und C-Telopeptide (Marker des Knochenabbaus) sanken.
- Osteocalcin und knochenspezifische alkalische Phosphatase, andere Marker des Knochenumbaus, zeigten keine signifikanten Veränderungen.

(Studie 247)

Echter Salbei (Salvia officinalis)

Salbei (wissenschaftlich als Salvia officinalis bekannt) enthält Phytoöstrogene, die durch die Ausschüttung von Sexualhormonen helfen könnten, das Risiko osteoporotischer Knochenbrüche zu verringern. Diese Studie untersuchte die heilende Wirkung von Salbei-Extrakt, 17β-Östradiol (E_2) und deren Kombination auf Knochenschwund bei weiblichen Ratten mit durch Ovariektomie verursachtem Östrogenmangel.

Vierzig erwachsene weibliche Albino-Ratten wurden in fünf Gruppen eingeteilt:

- Scheinkontrolle (Schein)
- Ovariektomie (OVX)
- OVX + SOE
- OVX + E_2
- OVX + SOE + E_2

Die Ovariektomie führte zu Osteoporose, was sich in verringerten Serumspiegeln von Calcium, Phosphor, Vitamin D und E_2 zeigte, begleitet von einem signifikanten Anstieg der Parathormon (PTH)-Spiegel im Vergleich zur Scheinkontrollgruppe. Die Behandlung mit Salbei-Extrakt und E_2 modulierte diese Parameter signifikant und verbesserte alle Knochenumsatzmarker. Die Ergebnisse deuten darauf hin, dass sowohl Salbei-Extrakt als auch 17β-Östradiol (E_2) sowie deren kombinierte Verabreichung wirksame Mittel gegen durch Ovariektomie verursachten Knochenschwund bei weiblichen Ratten sind *(248)*.

Koreanischer roter Ginseng (Panax)

Hierbei handelt es sich um eine, ursprünglich aus China und Korea stammende kleine, langsam wachsende mehrjährige Pflanze mit fleischigen Wurzeln. Und genau um diese geht es: Um die Wurzeln. Sie wächst in schattigen Wäldern mit tiefen, satten Lehmböden. Heute wird Ginseng in mehreren Kontinenten angebaut. Die Ginseng-Wurzeln sind sehr reich an Vitalstoffen wie Vitaminen, Mineralien, Spurenelementen. Der Hauptwirkstoff aber sind die Ginsenoside, die zu den sekundären Pflanzenstoffen gehören. Man unterscheidet zwischen:

Weißer Ginseng: Dieser wird nach der Ernte geschält und in der Sonne getrocknet, bis er ausbleicht.

Roter Ginseng: Die rote Farbe erhält der Ginseng durch die Wasserdampf-Behandlung nach der Ernte. Nach der Dampfbehandlung wird die Wurzel getrocknet.

Die Ginseng-Pflanze hat eine große Anzahl von Wirkstoffen, darunter steroidale Saponine sowie Protopanaxadiol und Protopanaxatriol, allgemein bekannt als Ginsenoside, die antioxidativ, krebshemmend, antidiabetisch und Übergewicht entgegenwirken. Ginsenosid ist einer der aktivsten Bestandteile von rotem Ginseng. Der molekulare Mechanismus, der der Hemmung der Osteoklastendifferenzierung durch Ginsenosid zugrunde liegt, ist jedoch noch wenig verstanden. In einer Studie *(411)* wurde festgestellt, dass Ginsenosid die Osteoklastendifferenzierung von Knochenmarksmakrophagen, die mit dem Rezeptoraktivator des nuklearen Faktors B-Liganden behandelt wurden, ohne jegliche Zytotoxizität unterdrückte. Schließlich blockierte Ginsenosid RH2 die Osteoporose bei Tieren, wie durch die wiederhergestellte Knochenmineraldichte und andere Marker im Zusammenhang mit der Osteoklastendifferenzierung bestätigt wurde.

Sesam (Sesamum indicum)

Eine Meta-Studie *(249)* konnte zeigen, dass Sesamsamen aufgrund ihres Gehalts an Calcium, Vitaminen, Proteinen, Öl und Kohlenhydraten vielfältige gesundheitliche Vorteile haben, insbesondere für die Knochengesundheit. Die Autoren führten eine umfassende Literatursuche von 2013 bis heute durch. Dabei identifizierten sie Sesamin, Sesamol, Sesamolin und Sesamol als wichtige bioaktive Lignane in Sesamsamen. Die Ergebnisse der Literaturrecherche legen nahe, dass **Sesamsamen eine schützende Rolle bei postmenopausaler Osteoporose spielen könnten, indem sie positive Effekte auf Frauen mit Knochenproblemen wie Osteoporose und Arthritis haben.** Die Studie konzentrierte sich insbesondere darauf, wie Sesamsamen die Knochenmineralisierung bei Frauen in den Wechseljahren beeinflussen könnten und wie sie helfen könnten, den Hormonhaushalt nach der Menopause zu regulieren. Die Autoren schlussfolgern, dass die Ergänzung der Ernährung mit Sesamsamen eine positive Wirkung auf die Knochengesundheit bei postmenopausaler Osteoporose hat.

Eine weitere Studie *(250)* untersuchte, wie Sesamin, ein natürlicher Inhaltsstoff aus Sesamsamen, möglicherweise zur Vorbeugung von Osteoporose beitragen kann. In der Studie wurden Knochenmarkstromazellen von Ratten verwendet, die zu Knochenzellen (Osteoblasten) differenziert wurden. Man untersuchte, wie Sesamin die Aktivität des Wnt/β-Catenin-Signalwegs beeinflusst, der wichtig für die Knochenbildung ist. **Die Ergebnisse zeigten, dass Sesamin die Expression von Proteinen, die für die Knochenbildung wichtig sind (wie ALP, OSX, SOX9, RUNX2 und OCN), signifikant erhöhte. Bei Ratten, die eine Operation zur Entfernung der Eierstöcke (Ovarektomie) hatten, verbesserte Sesamin die Knochenstruktur und erhöhte die Expression von Osteocalcin und Kollagen Typ I, was ebenfalls für die Knochengesundheit wichtig ist.** Diese Ergebnisse deuten darauf hin, dass Sesamin potenziell therapeutische und vorbeugende Effekte gegen Osteoporose haben könnte, indem es die Knochenbildung fördert und die Knochenstruktur verbessert.

Phytoöstrogene Kompaktübersicht ▼

Wirkung:	Phytoöstrogene erhöhen laut vielen Studien die Knochendichte
Dosierungs-Richtwert:	**Chinesische Yamswurzel (Dioscore):** 1.000 mg / Tag **Rotklee:** 40 mg / Tag (als reine Isoflavone) **Soja-Isoflavone:** 80-160 mg / Tag **Echter Salbei (Salvia officinalis):** 2.000 – 6.000 mg / Tag **Roter Ginseng (Panax):** 3 g / Tag als Extrakt **Sesam:** 50 g / Tag
€ Kosten:	**Chinesische Yamswurzel (Dioscore):** Ab ca. 6 € / Monat (wenn 1.000 mg verzehrt werden) **Rotklee:** ca. 7 € / Monat **Soja-Isoflavone:** Ca. 13 € / Monat (bei 160 mg / Tag) **Echter Salbei (Salvia officinalis):** 5- 17 € / Monat **Roter Ginseng (Panax):** Ca. 60 € / Monat (wenn das günstige Pulver konsumiert wird, Tabletten sind etwas teurer). **Sesam:** Ca. 20 € / Monat (wenn 50 g/Tag verzehrt werden)
Bezugs-quellen:	Diverse Internetshops und Apotheken. Frische ganze Yamswurzeln in Asia-Shops.
Auf was zu achten ist:	Außer der chinesischen Yamswurzel kann nur noch die Dioscorea japonica ("Japanische Berg-Yams" / "Yamaimo") roh gegessen werden. Andere Yams-Wurzeln wirken toxisch, wenn sie roh verzehrt werden. **Frauen, die Schwanger werden möchten, wird geraten, auf die Yamswurzel zu verzichten!**
Studien:	(231) (244) (245) (246) (247) (248) (249) (250) (411)

Angaben ohne Gewähr. Anwendung auf eigene Gefahr!

Wirkung positiv getestet bei:

In vitro (Reagenzglas)	In vivo (Tiere)	In vivo (Mensch)
	✔	✔

Epimedium („Geiles Ziegenkraut")
Testosteron erhöhende Pflanze stärkt auch die Knochen

Geiles Ziegenkraut ist der umgangssprachliche Name für Pflanzen der Gattung *Epimedium*, die auch als **Horny Goat Weed** bekannt sind. Diese Pflanze wird traditionell in der chinesischen Medizin verwendet und ist für ihre libidofördernden Eigenschaften bekannt. Der botanische Name der Pflanze ist Epimedium, und sie gehört zur Familie der Berberidaceae.

Epimedium enthält verschiedene bioaktive Verbindungen, darunter **Icariin**, der als Hauptwirkstoff gilt. Es wird angenommen, dass Icariin die Durchblutung verbessert und eine ähnliche Wirkung wie das Medikament Viagra hat, indem es die Aktivität von Stickstoffmonoxid im Körper erhöht und so die Gefäßerweiterung fördert. Laut Studien erhöht es aber auch das Testosteron *(232)*. Geiles Ziegenkraut wird oft zur Steigerung der Libido, zur Verbesserung der erektilen Funktion und zur Unterstützung der hormonellen Balance verwendet.

Die Pflanze Epimedium brevicornum Maxim wird in China und anderen asiatischen Ländern traditionell zur Behandlung von Osteoporose verwendet, aber der genaue Mechanismus ihrer Wirkung war bisher nicht vollständig bekannt. Das Ziel einer Studie *(233)* war es, die Auswirkungen von fünf bekannten antiosteoporotischen Pflanzen auf die Produktion von Östrogen zu untersuchen und die bioaktiven Verbindungen zu identifizieren, die für diese förderliche Wirkung verantwortlich sind. In der Studie wurden menschliche Eierstockgranulosazellen verwendet, um die

Östrogenproduktion zu messen, und es wurde festgestellt, dass der Extrakt von Epimedium brevicornum die Östrogenproduktion deutlich erhöht. Dabei wurde festgestellt, dass Icariin, ein Hauptbestandteil von Epimedium brevicornum, für diese förderliche Wirkung verantwortlich ist. Icariin förderte die Östrogenproduktion in den Zellen sowohl in Abhängigkeit von der Konzentration als auch von der Zeit und verstärkte die Aktivität eines Enzyms namens Aromatase, das eine wichtige Rolle bei der Umwandlung von Androgenen in Östrogene spielt. Darüber hinaus zeigte Icariin auch positive Effekte auf die Aktivität von Zellen, die an der Knochenbildung beteiligt sind. Diese Ergebnisse legen nahe, dass die Förderung der Östrogenproduktion durch Epimedium brevicornum und insbesondere durch Icariin eine vielversprechende Strategie zur Vorbeugung und Behandlung von Osteoporose sein könnte.

In einer weiteren Studie *(234)* wurde die Wirkung von Phytoöstrogenflavonoiden aus der Pflanze Epimedium brevicornum Maxim auf Frauen in der späten Postmenopause untersucht. Die Studie wurde über 24 Monate durchgeführt und war randomisiert, doppelblind und placebokontrolliert, was bedeutet, dass die Teilnehmerinnen zufällig einer Behandlungs- oder Placebo-Gruppe zugewiesen wurden und weder die Teilnehmerinnen noch die Forscher wussten, welche Gruppe welche Behandlung erhielt. Die Ergebnisse zeigten, dass die Phytoöstrogenflavonoide aus Epimedium brevicornum eine positive Wirkung auf die Vorbeugung von Knochenschwund hatten, ohne dabei das Endometrium *(die Schleimhautschicht, die die Gebärmutter auskleidet)* übermäßig zu verdicken. Die Studie umfasste 100 gesunde Frauen in der späten Postmenopause, die entweder die Phytoöstrogenflavonoide oder ein Placebo erhielten. Die Messungen der Knochendichte und biochemischen Marker für Knochenumbau zeigten signifikante Unterschiede zwischen den beiden Gruppen. **Die Frauen, die die Phytoöstrogenflavonoide erhielten, hatten eine bessere Knochendichte und niedrigere Marker für Knochenumbau im Vergleich zur Placebo-Gruppe.** Es wurden keine Veränderungen im Serumöstradiolspiegel oder der Dicke des Endometriums festgestellt. Die Studie schloss daraus, dass Phytoöstrogenflavonoide eine vielversprechende Option zur Vorbeugung von Knochenschwund bei Frauen in der späten Postmenopause sein könnten, ohne dabei unerwünschte Wirkungen auf das Endometrium zu haben.

Epimedium Kompaktübersicht ▾	
Wirkung:	Erhöhte in Studien die Knochendichte
Dosierungs-Richtwert:	**1.000 mg / Tag**
€ Kosten:	ca. **7 € / Monat** (bei 1.000 mg / Tag)
Bezugs-quellen:	In Internetshops
Auf was zu achten ist:	Die Pflanze kann neben Östrogenen auch Testosteron erhöhen!
Studien:	(232) (233) (234)

Angaben ohne Gewähr. Anwendung auf eigene Gefahr!

Wirkung positiv getestet bei:

In vitro (Reagenzglas)	In vivo (Tiere)	In vivo (Mensch)
✔	✔	✔

Quercetin
Pflanzen-Flavonoid gegen Osteoporose

Quercetin, ein natürlich vorkommendes Flavonoid, das in einer Vielzahl von Lebensmitteln wie Obst, Gemüse, Tee und Nüssen enthalten ist, zeigt Potenzial bei der Bekämpfung von Osteoporose. Als sekundärer Pflanzenstoff bietet Quercetin antioxidative und entzündungshemmende Eigenschaften, die entscheidend sein können, um den Knochenabbau bei Osteoporose zu verlangsamen. Es wird angenommen, dass seine Fähigkeit, freie Radikale zu neutralisieren und Entzündungen zu reduzieren, dazu beitragen kann, die Knochendichte zu erhalten und die Entwicklung von Osteoporose zu verhindern oder zu verzögern.

Zahlreiche Studien haben die therapeutischen Anwendungen von Quercetin untersucht, aber bisher fehlte eine umfassende Überprüfung seiner Wirkung bei Osteoporose. Ziel dieser Studie *(235)* war es, die jüngsten Erkenntnisse zu den antiosteoporotischen Eigenschaften von Quercetin zusammenzufassen. Die Ergebnisse dieser Studien zeigen, dass **Quercetin das Fortschreiten von Osteoporose verlangsamen kann, indem es die Aktivität der Knochen bildenden Zellen (Osteoblasten) erhöht und die Aktivität der Knochen abbauenden Zellen (Osteoklasten) reduziert.** Dies geschieht über verschiedene Signalwege im Körper. Diese Erkenntnisse legen nahe, dass Quercetin ein vielversprechendes neues Medikament zur Behandlung von Osteoporose sein könnte.

Besonders reich an Quercetin sind:

Zwiebeln: Besonders rote und gelbe Zwiebeln enthalten hohe Mengen an Quercetin.

Äpfel: Die Schale von Äpfeln ist reich an Quercetin.

Beeren: Beeren wie Heidelbeeren, Brombeeren und Preiselbeeren sind gute Quellen für Quercetin.

Grünkohl: Dunkles Blattgemüse wie Grünkohl enthalten ebenfalls Quercetin.

Brokkoli: Dieses Kreuzblütlergemüse ist reich an vielen gesundheitsfördernden Verbindungen, einschließlich Quercetin.

Rote Trauben: Die Schale von roten Trauben enthält Quercetin, insbesondere in der dunkleren Varietät.

Kirschen: Sowohl süße als auch saure Kirschen enthalten Quercetin.

Kapern: Kapern sind reich an Quercetin und werden oft in mediterranen Gerichten verwendet.

Tomaten: Sowohl rohe als auch gekochte Tomaten enthalten Quercetin, wobei die Konzentration in den Schalen und Kernen am höchsten ist.

Quercetin **Kompaktübersicht** ▼

Wirkung:	Studien deuten auf einen knochenaufbauenden Effekt durch Quercetin hin.
Dosierungs-Richtwert:	**1.000 mg / Tag als Kapseln** oder durch den Verzehr Quercetin reicher Nahrungsmittel.
€ Kosten:	ca. **9 €** / Monat
Bezugs-quellen:	In Internetshops
Studien:	(235)

Angaben ohne Gewähr. Anwendung auf eigene Gefahr!

Wirkung positiv getestet bei:

In vitro (Reagenzglas)	In vivo (Tiere)	In vivo (Mensch)
✔	✔	

Löwenzahn (Taraxacum officinale)
Das „Unkraut" gegen Osteoporose

Löwenzahn, wissenschaftlich als *Taraxacum officinale* bekannt, ist eine mehrjährige Pflanze aus der Familie der Korbblütler (Asteraceae). Sie ist in vielen Teilen der Welt heimisch und wird oft als Unkraut betrachtet, das in Gärten, Wiesen, Feldern und entlang von Straßen wächst. Forscherinnen und Forscher gaben Löwenzahn an postmenopausale Ratten und untersuchten die Auswirkungen auf die Knochenstruktur und -gesundheit. **Sie fanden heraus, dass Löwenzahn die Bildung von Osteoklasten, den Zellen, die für den Knochenabbau verantwortlich sind, signifikant hemmte. Die Knochendichte in den Femurknochen der Ratten nahm zu, und die Konzentration osteoklastenbezogener Faktoren im Blut und Gewebe wurde reguliert *(236)*.**

Löwenzahn **Kompaktübersicht ▾**	
Wirkung:	Erhöhte die Knochendichte bei Tieren
Dosierungs-Richtwert:	500 mg / Tag (als Löwenzahnwurzeln)
€ Kosten:	ca. 3 € / Monat
Bezugs-quellen:	In Internetshops
Studien:	(236)

Angaben ohne Gewähr. Anwendung auf eigene Gefahr!

Wirkung positiv getestet bei:

In vitro (Reagenzglas)	In vivo (Tiere)	In vivo (Mensch)
	✔	

Ginkgo biloba
Durchblutungsfördernde Pflanze aus Fernost
stärkt auch die Knochen

Ginkgo biloba ist ein Baum, der auch als Ginkgo oder Fächerblattbaum bekannt ist. Er stammt ursprünglich aus China und wird aufgrund seiner einzigartigen Blätter und seiner historischen Bedeutung häufig als Zierpflanze in Parks und Gärten angebaut. Ginkgo biloba wird jedoch auch in der

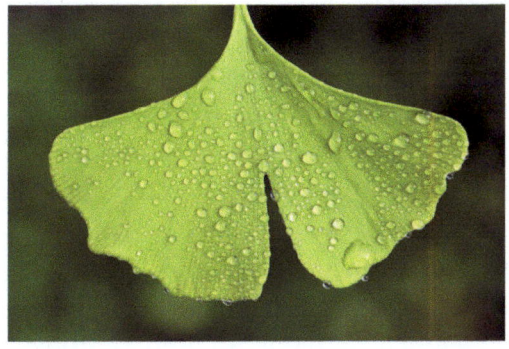

traditionellen chinesischen Medizin seit Jahrhunderten für seine potenziellen gesundheitlichen Vorteile verwendet. Die Blätter des Ginkgo biloba enthalten eine Vielzahl von bioaktiven Verbindungen, darunter Flavonoide und Terpenlactone wie Ginkgolid und Bilobalid. Diese Verbindungen werden für ihre antioxidativen und entzündungshemmenden Eigenschaften geschätzt. In der alternativen Medizin wird Ginkgo biloba häufig zur Verbesserung der Gehirnfunktion und des Gedächtnisses sowie zur Unterstützung der Durchblutung verwendet. Einige Menschen nehmen auch Ginkgo-Präparate ein, um die Symptome von peripheren Durchblutungsstörungen, wie z.B. kalte Hände und Füße, zu lindern.

In Laborversuchen (In-vitro-Experimente) zeigte sich, dass Ginkgo die Bildung von Knochen in gealterten Stammzellen förderte und den Abbau von Knochen in gealterten Makrophagen durch die Reduzierung von reaktiven Sauerstoffspezies (freie Radikale) unterdrückte. Außerdem zeigte das Serumproteinprofil von mit Ginkgo behandelten, gealterten Mäusen moderate verjüngende Effekte und eine Regulierung der mit oxidativem Stress verbundenen Signalwege. Diese Effekte veranschaulichen die anabolen (knochenaufbauenden) und antikatabolen (knochenabbauenden) Wirkungen von GB durch die Reduzierung von oxidativem Stress.

In einer Studie *(228)* wurde untersucht, wie der Extrakt aus Ginkgo biloba gegen Osteoporose wirkt, die durch die Einnahme von Glukokortikoiden verursacht wird. Glukokortikoide sind Medikamente, die häufig Entzündungen hemmen, aber als Nebenwirkung den Knochen schwächen können. Die Forscher beobachteten, dass die Knochenmasse sowohl im Unterkiefer als auch im Oberschenkelknochen in der Gruppe mit Osteoporose deutlich abnahm. **In den Gruppen, die mit 28 mg/kg und 56 mg/kg Ginkgo behandelt wurden, stellte man jedoch eine signifikante Zunahme des Anteils des trabekulären Knochens im Oberschenkelknochen fest.** Trabekulärer Knochen ist die innere, schwammartige Struktur des Knochens, die für die Stabilität wichtig ist. Auch im Unterkiefer zeigte sich eine positive Wirkung: Der Anteil des Alveolarknochens, der die Zahnwurzeln umgibt, nahm bei allen Dosierungen von Ginkgo signifikant zu. Insgesamt konnte die Behandlung mit Ginkgo den Verlust des Alveolarknochens im Unterkiefer und des trabekulären Knochens im Oberschenkelknochen signifikant rückgängig machen.

In einer weiteren Studie *(229)* wurde untersucht, wie sich der Extrakt aus Ginkgo biloba auf verschiedene Aspekte der Knochengesundheit bei Ratten auswirkt, die Osteoporose aufgrund von Glukokortikoiden entwickelt hatten. Glukokortikoide sind Medikamente, die Entzündungen reduzieren, aber auch Knochenschwund verursachen können. Nach der Induktion von Osteoporose wurden die Ratten in fünf Gruppen aufgeteilt: eine Gruppe mit unbehandelter Osteoporose, zwei Gruppen, die mit unterschiedlichen Dosen von Ginkgo (28 mg/kg und 56 mg/kg) behandelt wurden, eine Gruppe, die Alendronat (ein bekanntes Osteoporosemedikament) erhielt, und eine Kontrollgruppe ohne Osteoporose. Die Tiere wurden 20 und 30 Tage lang behandelt. In der Osteoporosegruppe stellten die Forscher fest, dass die Werte der alkalischen Knochenphosphatase (ein Enzym, das für den Knochenaufbau wichtig ist), die Knochenmineraldichte und die mechanischen Eigenschaften des Schienbeins, wie Steifigkeit und Belastbarkeit, alle verringert waren. In den Gruppen, die Ginkgo erhielten, stiegen die Werte der alkalischen Knochenphosphatase nach 30 Tagen an. Die Knochenmineraldichte nahm in den Gruppen mit der höheren Dosis Ginkgo und in der Alendronat-Gruppe sowohl nach 20 als auch nach 30 Tagen zu. Der Ginkgo-biloba-Extrakt konnte also die Werte der alkalischen Knochenphosphatase und die Knochenmineraldichte wiederherstellen.

Ginkgo biloba Kompaktübersicht ▾

Wirkung:	Ginkgo erhöhte bei Tieren die Knochendichte und hat sich in vielen Studien bei Menschen auch als stark durchblutungsfördernd erwiesen. Es wird angenommen, dass es auch bei Menschen die Knochendichte fördert. Zusätzlich verdünnt es auch das Blut durch Hemmung der Erythrozytenaggregation, was die Fließfähigkeit des Blutes noch weiter verstärkt.
Dosierungs-Richtwert:	Ca. **4.000 mg / Tag** als Ginkgo biloba Und ca. **100 mg / Tag** als Ginkgo biloba-Extrakt
€ Kosten:	Die Kosten sind mit **2-3 € / Monat** extrem günstig.
Bezugs-quellen:	Internetshops, Drogerien, Reformhäuser, Apotheken. Wobei die günstigsten Präparate meist in Onlineshops zu finden sind.
Auf was zu achten ist:	Da Ginkgo biloba die Blutgerinnung beeinflussen kann, besteht bei einigen Personen ein erhöhtes Blutungsrisiko, insbesondere wenn sie bereits blutverdünnende Medikamente einnehmen. Personen mit Blutungsstörungen oder bevorstehenden chirurgischen Eingriffen sollten die Einnahme von Ginkgo biloba mit ihrem Arzt besprechen!
Studien:	(228) (229)

Angaben ohne Gewähr. Anwendung auf eigene Gefahr!

Wirkung positiv getestet bei:

In vitro (Reagenzglas)	In vivo (Tiere)	In vivo (Mensch)
	✔	

Mariendistel (Silymarin)
Lila Power gegen Osteoporose

Die Mariendistel, auch als *Silybum marianum* bekannt, ist eine Pflanze, die seit Jahrhunderten in der Naturheilkunde verwendet wird. Ihr aktiver Bestandteil ist das Silymarin, eine Mischung aus Flavonoiden, die als Hauptwirkstoffe gelten. Silymarin hat verschiedene gesundheitliche Vorteile, darunter eine starke antioxidative Wirkung, die dazu beiträgt, Zellen vor Schäden durch freie Radikale zu schützen. Es wird auch wegen seiner entzündungshemmenden und leberschützenden Eigenschaften geschätzt und wird oft zur Unterstützung der Lebergesundheit eingesetzt, insbesondere bei Lebererkrankungen wie Leberzirrhose und Leberschäden durch Toxine. Mariendistel und insbesondere ihr aktiver Bestandteil Silymarin wurden als (teilweiser) **PPAR-Gamma-Agonist** identifiziert. PPAR-Gamma *(peroxisome proliferator-activated receptor gamma)* ist ein nukleärer Rezeptor, der eine wichtige Rolle bei der Regulation des Glukosestoffwechsels und der Insulinsensitivität spielt. Einige natürliche Verbindungen wie bestimmte Fettsäuren und synthetische Verbindungen (z. B. Thiazolidinedione) wirken als PPAR-Gamma-Agonisten, indem sie die Aktivität dieses Rezeptors erhöhen. Diese Agonisten können die Insulinsensitivität verbessern und ist daher besonders wichtig für Diabetiker. In dieser Studie *(224)* wurde die Wirkung eines Mariendistelextrakts auf die Knochengesundheit untersucht. Die Forscher fanden heraus, dass Mariendistel die Aktivität von Zellen, die für Knochenbildung und -abbau verantwortlich sind, beeinflussen. **Sie steigerten die Aktivität der Zellen, die für den Knochenaufbau (Osteoblasten) verantwortlich sind, und** verringerten die Aktivität der Zellen, die für den Knochenabbau (Osteoklasten) verantwortlich sind. Die Mäuse erhielten Mariendistel oral über einen Zeitraum von 8 Wochen. Die Behandlung verbesserte die Knochendichte und reduzierte den Knochenschwund sowie die Aktivität der Knochenabbauzellen. Es wurde festgestellt, dass Silymarin mehrere Gene modulieren kann, die den Knochenaufbau unterstützen und Knochenschwund verhindern. In einem Mausmodell zur Frakturheilung verbesserte Silymarin die Heilung des Schienbeins und erhöhte die Knochenmineraldichte sowie die Serumspiegel von alkalischer Phosphatase (ALP) und Osteocalcin, beides Marker für Knochenbildung *(225)*.

Mariendistel **Kompaktübersicht ▼**	
Wirkung:	In Studien führte Mariendistel bei Tieren zu einer erhöhen Knochendichte.
Dosierungs-Richtwert:	**400 mg**/ Tag als Extrakt In manchen Präparaten sind nur 400 mg Pulver, doch der **Extrakt** ist deutlich stärker!
€ Kosten:	Ca. **4 €** / Monat
Bezugs-quellen:	Am günstigsten in Internetshops und in Drogerien.
Studien:	(224) (225)

Angaben ohne Gewähr. Anwendung auf eigene Gefahr!

Wirkung positiv getestet bei:

In vitro (Reagenzglas)	In vivo (Tiere)	In vivo (Mensch)
	✔	

Apfelessig
Das goldgelbe Gesundheitselixier, auch für starke Knochen

In einer Studie *(86)* wurden Ratten mit Essig gefüttert. **Die Calciumabsorption war höher, wenn die Ratten 32 Tage lang mit einer Diät mit 1,6 % Essig gefüttert wurden**, als wenn sie eine Diät ohne Essig erhielten.

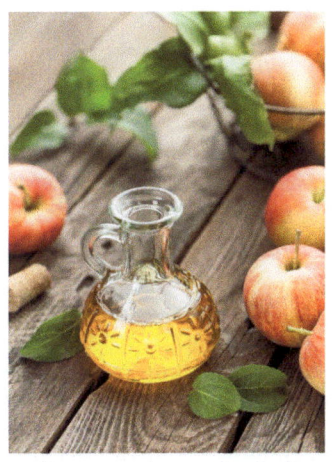

Der Calciumgehalt im Oberschenkelknochen der Ratten, denen eine Diät mit 0,4 % und 1,6 % Essig verabreicht wurde, war ebenfalls höher. Diese Ergebnisse legen nahe, dass Essig die Calciumabsorption im Darm verbessert, indem er die Calciumlöslichkeit verbessert. Es muss nicht zwingend Apfelessig sein. Es eignet sich auch jeder andere Essig. Jedoch liegen zu Apfelessig die meisten Studien vor und dieser enthält zudem auch noch weitere Komponenten wie sekundäre Pflanzenstoffe wie Apfelpolyphenole.

Essig wird aus Fruchtsäften gewonnen, wie Trauben, Äpfel oder Pflaumen. Er wird durch das Auspressen der Flüssigkeit der Äpfel hergestellt. Bakterien und Hefen werden hinzugefügt, um den alkoholischen Fermentationsprozess zu starten und die Zucker werden in Alkohol umgewandelt. In einem zweiten Fermentationsprozess wird der Alkohol von Essigsäure bildenden Bakterien in Essig umgewandelt. **Apfelessig ist eines der am meisten unterschätzten Naturheilmittel!** Studien bestätigen dem Apfelessig eine ausgesprochen gute Wirkung gegen sämtliche Krankheiten.

So schützt Apfelessig Ihre Gesundheit:

- verringert den Bodymaß Index (BMI)
- verringert den Brust- und Bauchumfang
- senkt den Blutzuckerspiegel **(-26 %)**
- senkt das Gesamtcholesterin **(-34 %)**
- senkt die Triglyceride **(-51 %)**
- senkt das „schlechte" LDL-Cholesterin **(-59 %)**
- senkt die Gesamtlipide **(-45 %)**
- erhöht das „gute" HDL-Cholesterin **(+39 %)**

Apfelessig senkt Leptin:

In einer Studie *(5)* senkte der Konsum von Apfelessig die Leptin-Spiegel im Blut. Leptin ist ein Hormon, das eine wichtige Rolle bei der Regulierung des Körpergewichts spielt. Es wird hauptsächlich in den Fettzellen des Körpers produziert und gelangt von dort ins Blut. Die Hauptfunktion von Leptin besteht darin, dem Gehirn Informationen über den Energiehaushalt und den Fettstatus des Körpers zu übermitteln. Wenn die Fettmasse zunimmt, steigt auch der Leptinspiegel im Blut an. Das Gehirn erkennt diesen Anstieg und interpretiert ihn als ein Sättigungssignal. Dadurch wird das Hungergefühl reduziert um einen Ausgleich zu schaffen und eine Gewichtszunahme zu begrenzen.

Mit 100 ml Apfelessig/Tag wurde bereits die „erblich bedingte" Glatzenbildung geheilt:

„Männer, hört zu! Das ist es – der heilige Gral, um Ihr Haar zurückzubekommen. Vor etwa drei Monaten fand ich einen Artikel über Bio-Apfelessig gegen Haarausfall. Du kannst entweder mehrmals täglich ein paar Esslöffel pur trinken oder es mit Wasser mischen. Ich mache das jetzt seit drei Monaten und ich habe Haare!!!!!!!!!!!!!! Es ist absolut schockierend. Der Scheitel meines Kopfes (wo noch nicht einmal Flaum war – reine glatte Haut) ist jetzt mit Haaren bedeckt – nicht einmal Flaum – echtes Haar. Sogar der vordere Teil meines ursprünglichen Haaransatzes wächst nach. Ich versuche, dies mit jedem zu teilen, der zuhört. Nicht nur das, mein Verdauungssystem hat besser denn je funktioniert, mein Blutdruck ist von 138 auf 111 gesunken und ich habe keine Steifheit in meinen Gelenken und Händen." Quelle: (623)

Anmerkung vom Autor Christian Meyer-Esch:

In dem Erfahrungsbericht schreibt der User weiter, dass er zusätzlich zum Apfelessig auf eine glutenfreie Diät umgestiegen ist. Daraufhin habe ich sämtliche Erfahrungsberichte zum Thema glutenfreie Ernährung mir angeschaut. Doch ich fand keinen einzigen Erfahrungsbericht, in dem neues Haarwachstum als Nebenwirkung festgestellt wurde. Im Anbetracht der Studien über Apfelessig im Abgleich mit der Pathologie der androgenetischen Alopezie, erscheint mir hier eher, dass der *Apfelessig* die Wirkung erzielt hat und nicht die glutenfreie Ernährung. Noch mehr Insider-Heilverfahren gegen Haarausfall, finden Sie in meinem Buch *„Die wahren Ursachen der erblich bedingten Glatzenbildung, die nur Insider kennen".*

Apfelessig fördert die Durchblutung:

Eine Studie *(624)* bestätigte, dass Essigsäure eine stark gefäßerweiternde Wirkung hat. Sie können diesen Effekt auch schnell selbst feststellen, indem Sie puren Apfelessig im Gesicht verwenden. Die Haut wird daraufhin sehr schnell rot. Die Wirkung basiert auf die Erhöhung der Stickstoff-Synthase (eNOS). eNOS steht für **endotheliale Stickstoffmonoxid-Synthase** und ist ein Enzym, das von den Zellen des Endothels, der innersten Schicht der Blutgefäße, produziert wird. Stickstoffmonoxid (NO) ist ein wichtiger Botenstoff, der eine entscheidende Rolle bei der Regulierung der Durchblutung spielt. Ein Mangel an eNOS oder eine gestörte NO-Produktion können zu einer verminderten Durchblutung führen und das Risiko für verschiedene kardiovaskuläre Erkrankungen erhöhen, wie z.B. Bluthochdruck, Arteriosklerose oder Schlaganfall.

Apfelessig gegen Diabetes- und Insulinresistenz:

Apfelessig und generell Essig hat eine gute Wirkung gegen Diabetes- und Insulinresistenz. Das bestätigen zahlreiche Studien: So wurde z.B in einer Studie *(625)* die Wirkung von Apfelessig auf die Gesundheit von Patienten mit Diabetes und Dyslipidämie untersucht. Die Ergebnisse zeigten, dass der Verzehr von Apfelessig positive Auswirkungen auf den glykämischen Index und oxidativen Stress bei Personen mit Diabetes und Dyslipidämie hatte. Insbesondere wurde eine signifikante Verbesserung des Nüchternblutzuckerspiegels und der antioxidativen Kapazität festgestellt. Glykämische Indizes, Insulinresistenz, B-Zellfunktion und Insulinsensitivität nahmen in beiden Gruppen signifikant ab. Die Studie zeigte jedoch keine signifikante Wirkung auf den Blutdruck und Homocystein.

Apfelessig Kompaktübersicht ▾

Wirkung:	Erhöht die Calciumaufnahme aus dem Darm. Darüber hinaus hat (Apfel)essig zahlreiche weitere positive Eigenschaften auf die Gesundheit wie Senkung des Blutdrucks, Senkung des Cholesterinspiegels oder Fettverbrennung. Laut einem Erfahrungsbericht wirkte Apfelessig auch gegen Haarausfall (oral) und steife Gelenke.
Dosierungs-Richtwert:	Mindestens ein Schnapsglas (30 ml) am Tag. Sie können diesen mit Wasser oder Saft verdünnen.
€ Kosten:	ca. **2 € / Monat**
Bezugs-quellen:	In jedem Supermarkt
Auf was zu achten ist:	Bevorzugen Sie am besten den ungefilterten (naturtrüben) BIO-Apfelessig!
Studien:	(86) (623) (624) (625)

Angaben ohne Gewähr. Anwendung auf eigene Gefahr!

Wirkung positiv getestet bei:

In vitro (Reagenzglas)	In vivo (Tiere)	In vivo (Mensch)
	✔	✔

Polygonum multiflorum (He shou wu)
Anti-Aging-Pflanze aus der traditionell chinesischen Medizin

Hierbei handelt es sich um eine Pflanzenart der Familie der Buchweizengewächse und einer der populärsten Naturheilmittel aus der traditionellen chinesischen Medizin (TCM). Das Kraut wird auch *„He shou wu"*, *„Fo-ti"* oder *„Vielblütiger Knöterich"* genannt.

In einer Studie *(227)* wurden die Auswirkungen und Mechanismen des Heshouwu-Wasserextrakts (HSW) auf diabetesbedingten Knochenschwund bei Mäusen untersucht. Über einen Zeitraum von 10 Wochen erhielten Mäuse mit fettreicher Ernährung und durch Streptozotocin induziertem Diabetes oral HSW in einer Dosis von 300 mg/kg Körpergewicht. Die Ergebnisse zeigten, dass HSW signifikant den Gewichtsverlust und die Hyperglykämie der Mäuse linderte und die Serumspiegel von Insulin, Osteocalcin und Knochen-alkalischer Phosphatase erhöhte. Die HSW-Ergänzung führte auch zu einer **signifikanten Verbesserung der Knochenstruktur, einschließlich eines erhöhten Verhältnisses von Knochenvolumen zu Gewebevolumen**, erhöhter Trabekeldicke und -anzahl sowie erhöhter Knochenmineraldichte im Femur. Zusätzlich regulierte HSW osteoklastogene Gene wie den nukleären Faktor aktivierter T-Zellen, Zytoplasma 1 und tartratresistente saure Phosphatase 5 (TRAP) sowohl im Femur- als auch im Tibiagewebe herunter. Diese Ergebnisse legen nahe, dass HSW ein vielversprechendes anti-osteoporotisches Mittel ist.

Polygonum multiflorum **Kompaktübersicht** ▼	
Wirkung:	Führte bei Mäusen zu einer verbesserten Knochenstruktur.
Dosierungs -Richtwert:	**1 bis 2 g** / Tag
€ Kosten:	ca. **5 € / Monat** bei 1 g / Tag bzw. 10 € / Monat bei 2 g / Tag
Bezugs- quellen:	Diverse Internetshops
Auf was zu achten ist:	Zu hohe Dosen könnten schädlich auf die Leber wirken. Daher empfehle ich, den Extrakt von Polygonum multiflorum mit Mariendistel zu kombinieren, da Mariendistel der Leberschädigung entgegen wirkt.
Studien:	(227)

Angaben ohne Gewähr. Anwendung auf eigene Gefahr!

Wirkung positiv getestet bei:

In vitro (Reagenzglas)	In vivo (Tiere)	In vivo (Mensch)
	✔	

Schüsslersalze
Stark verdünnte Mineralien gegen Osteoporose

Schüsslersalze sind eine Form der alternativen Heilmethode, die auf der Idee basiert, dass bestimmte Mineralstoffe in sehr verdünnter Form das Gleichgewicht und die Gesundheit im Körper fördern können. Benannt nach ihrem Begründer, dem deutschen Arzt Wilhelm Heinrich Schüssler, bestehen diese Salze aus zwölf Hauptmineralstoffen, die Schüssler als essenziell für die Zellfunktionen und das Wohlbefinden ansah. Er glaubte, dass Mängel oder Ungleichgewichte dieser Mineralien zu gesundheitlichen Problemen führen können.

Die Schüsslersalze werden in extrem verdünnter Form eingenommen, was bedeutet, dass die Mengen der Mineralstoffe so gering sind, dass sie nicht direkt messbar sind. Diese Verdünnungen sollen den Körper dabei unterstützen, seine Selbstheilungskräfte zu aktivieren und Ungleichgewichte zu korrigieren. Die Therapie umfasst verschiedene Salze, die jeweils bestimmte Funktionen oder Körperbereiche unterstützen sollen, wie zum Beispiel Salz Nr. 1 (Calcium fluoratum) für die Festigkeit der Gewebe oder Salz Nr. 7 (Magnesium phosphoricum) zur Linderung von Krämpfen. Schüsslersalze werden häufig in Form von Tabletten oder Globuli angeboten und sind in der Alternativmedizin und von einigen Heilpraktikern und Ärzten beliebt, obwohl ihre Wirksamkeit aus der Sicht der modernen Wissenschaft umstritten ist.

Bei Osteoporose werden in der Schüssler-Salz-Therapie insbesondere folgende Salze empfohlen, da sie zur Unterstützung der Knochengesundheit und des Knochenstoffwechsels beitragen sollen:

1. Calcium fluoratum (Schüssler-Salz Nr. 1)
Calcium fluoratum, auch bekannt als Calciumfluorid, wird oft verwendet, um die Festigkeit und Elastizität von Geweben und Knochen zu unterstützen. Es wird angenommen, dass es die Knochensubstanz stärkt und bei der Regulierung des Knochenwachstums hilft.

2. Calcium phosphoricum (Schüssler-Salz Nr. 2)
Calcium phosphoricum ist ein wesentliches Salz für den Aufbau und die Erhaltung der Knochensubstanz. Es wird verwendet, um die Knochenmineraldichte zu verbessern und den Knochenstoffwechsel zu unterstützen.

3. Magnesium phosphoricum (Schüssler-Salz Nr. 7)
Magnesium phosphoricum kann bei der Regulierung der Muskel- und Nervenfunktionen helfen und wird oft empfohlen, um Krämpfe und Schmerzen, die mit Osteoporose einhergehen können, zu lindern. Es unterstützt auch die allgemeine Knochen- und Muskelgesundheit.

4. Silicea (Schüssler-Salz Nr. 11)
Silicea, auch als Kieselsäure bekannt, ist wichtig für die Elastizität und Festigkeit des Bindegewebes, einschließlich der Knochen. Es wird verwendet, um die Struktur und Festigkeit von Geweben zu unterstützen.

Schüsslersalze Kompaktübersicht ▼

Wirkung:	Beruht auf der Annahme Mineralien verstärkt in die Knochen aufzunehmen.
Dosierungs-Richtwert:	Es werden **3-5 Tabletten pro Einnahme** empfohlen. Die Tabletten werden normalerweise **2-3 Mal täglich** eingenommen, wobei sie idealerweise **langsam im Mund zergehen** sollten, um eine bessere Aufnahme zu gewährleisten.
€ Kosten:	ca. **7 €** pro 15 ml-Salz
Bezugs-quellen:	**Erhältlich in Apotheken** Calcium fluoratum (Schüssler-Salz Nr. 1): **PZN 17278455** Calcium phosphoricum (Schüssler-Salz Nr. 2): **PZN 17286868** Magnesium phosphoricum (Schüssler-Salz Nr. 7): **PZN 17286874** Silicea (Schüssler-Salz Nr. 11): **PZN 17278248**
Auf was zu achten ist:	Achten Sie darauf, keine Tabletten mit **Laktose** (Milchzucker) zu kaufen, da diese bei vielen Menschen unverträglich sind. Die genannten PZN-Nummern enthalten Produkte ohne Laktose. **Schüssler-Salze nicht unmittelbar nach dem Essen einnehmen.**
Studien:	---

Angaben ohne Gewähr. Anwendung auf eigene Gefahr!

Wirkung positiv getestet bei:

In vitro (Reagenzglas)	In vivo (Tiere)	In vivo (Mensch)

Knochen wie ein Teenager: Insider-Heilverfahren gegen Osteoporose und Knochenbrüche

Trockenpflaumen
Das vermutlich wirksamste Essen für starke Knochen

Trockenpflaumen, auch bekannt als Backpflaumen, sind getrocknete Pflaumen, die durch den Entzug von Wasser aus frischen Pflaumen hergestellt werden. Dieser

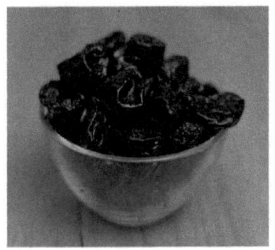

Trocknungsprozess führt zu einer konzentrierteren Form der Frucht, die länger haltbar ist. **Im Vergleich zu frischen Pflaumen sind Trockenpflaumen nährstoffreicher.** Sie haben aufgrund des geringeren Wassergehalts eine höhere Kaloriendichte und enthalten mehr Zucker pro Gramm, was sie energiereicher macht. Zudem enthalten sie mehr Ballaststoffe, die wichtig für die Verdauung sind, sowie eine höhere Konzentration an Vitaminen und Mineralstoffen wie Vitamin K, Vitamin A, Kalium und Eisen. Auch der Gehalt an Antioxidantien ist in Trockenpflaumen höher, was helfen kann, Zellschäden durch freie Radikale zu verhindern.

Tierstudien:

- Getrocknete Pflaumen schützen nicht nur vor Knochenschwund, sondern kehren ihn auch um.

- In einem Modell, in dem Knochenschwund durch Entfernung der Eierstöcke (Ovariektomie) verursacht wurde, verhinderten getrocknete Pflaumen den Verlust der Knochenmineraldichte (BMD) im Oberschenkelknochen und in den Lendenwirbeln.

- In einem anderen Modell, bei dem Ratten zunächst Knochenmasse verloren, stellten getrocknete Pflaumen die Knochendichte wieder her.

- Getrocknete Pflaumen verbesserten die Architektur des Knochens, was wichtig für die Knochengesundheit ist.

Klinische Studie an Menschen:

In einer dreimonatigen Studie mit postmenopausalen Frauen erhöhte der tägliche Verzehr von getrockneten Pflaumen wichtige Marker der Knochenbildung signifikant.

Diese Marker umfassen die gesamte und knochenspezifische alkalische Phosphatase sowie den insulinähnlichen Wachstumsfaktor I.

Getrocknete Pflaumen haben sowohl in Tiermodellen als auch in einer klinischen Studie positive Effekte auf die Knochengesundheit gezeigt. Sie können Knochenschwund verhindern und umkehren, indem sie die Knochenmineraldichte und die trabekuläre Architektur verbessern. Die Ergebnisse deuten darauf hin, dass getrocknete Pflaumen eine vielversprechende nicht-pharmakologische Option zur Prävention und Behandlung von Osteoporose sind *(212)*.

Kapitel 4: Weitere Maßnahmen für starke Knochen

Schwermetalle ausleiten
Wie giftige Schwermetalle mit Osteoporose in Verbindung stehen

Studien untersuchten den Zusammenhang zwischen Schwermetallbelastung und Knochendichte anhand von Daten aus einer landesweiten Stichprobe koreanischer Bürger. Insgesamt wurden 2.429 Personen aus der Korea National Health and Nutrition Examination Survey von 2008 bis 2011 einbezogen. Die Forscher analysierten die Konzentrationen von Blei, Quecksilber und Cadmium im Blut sowie sozioökonomische und demografische Faktoren und die Knochenmineraldichte (BMD). Die Ergebnisse zeigen, dass Frauen in den Wechseljahren, Raucherinnen, häufige Alkoholkonsumentinnen, Frauen mit niedrigem Bildungsniveau und niedrigem Einkommen häufiger an Osteopenie oder Osteoporose litten und höhere Schwermetallkonzentrationen im Blut aufwiesen. Insbesondere hatten Personen im höchsten Quartil der Blutbleikonzentration ein 1,47-fach erhöhtes Risiko für Osteopenie oder Osteoporose. Für Blutcadmium war das Risiko sogar 2,1-mal höher. Die Studie kommt zu dem Schluss, dass eine erhöhte Schwermetallbelastung, insbesondere durch Blei und Cadmium, mit einer niedrigeren Knochendichte verbunden ist und somit ein Risikofaktor für Osteoporose sein könnte *(254)*.

Eine weitere Studie *(255)* untersuchte, ob Schwermetalle im Knochengewebe mit Veränderungen im Knochenstoffwechsel und der Knochenstruktur bei Patienten mit Osteoporose in Zusammenhang stehen. Dazu wurden Knochenbiopsien von 25 osteoporotischen Patienten und 25 Patienten mit Osteoarthritis sowie von 15 Kontrollpatienten, die sich einer Hüftoperation unterzogen hatten, analysiert. **Die Ergebnisse zeigten, dass osteoporotische Patienten eine Ansammlung von Blei, Cadmium und Chrom in ihrem Knochengewebe aufwiesen.** Besonders auffällig war, dass hohe Sklerostinwerte (ein Protein, das den Knochenstoffwechsel reguliert) mit der Anwesenheit dieser Schwermetalle korrelierten. Dies deutet auf eine mögliche molekulare Verbindung zwischen Schwermetallansammlung und Knochenstoffwechselstörungen hin.

Mit folgenden Maßnahmen können Sie Schwermetalle ausleiten:

1. Modifiziertes Zitruspektin
2. Knoblauch
3. (R+)-Alpha-Liponsäure
4. Selen
5. Vitamin C

Modifiziertes Zitruspektin

Pektine sind Gel-bildende Polysaccharide (Mehrfachzucker) aus Pflanzenzellwänden, insbesondere Apfel- und Zitrusfrüchten. Pektine sind eine Art Ballaststoffe und variieren in der Länge ihrer Polysaccharidketten, von 300-1000 Monosacchariden. Dadurch, dass Pektine nicht von Menschen verdaulich sind, wird das modifizierte Zitruspektin chemisch verändert (daher der Name „Modifiziert"), um die Absorptionsfähigkeit zu erhöhen. Das Pektin wird mittels erhöhtem PH-Wert und Erhöhung der Temperatur verändert. Das resultierende kleinere Molekül besteht überwiegend aus D-Polygalacturonaten und kann leichter vom menschlichen Verdauungssystem absorbiert werden. Die meisten Menschen verwenden Pektin als Geliermittel in Fruchtkonserven und Gelees. In der Tat sind viele der chemischen Eigenschaften, die Pektin in der Küche findet, ähnlich denen, die das modifizierte Zitruspektin hat. Es ist eine chemisch abgeänderte Form von Pektin, die besonders reich an Zuckermolekülen ist, die als Galaktoside bekannt sind. **Galectin-3**-Moleküle interagieren spezifisch mit denen im modifiziertem Zitruspektin gefundenen Galactosiden. Auf diese Weise wirkt Pektin als **Hemmer des Galectin-3** und verhindert somit die Aktionen, die Ihre Gesundheit schädigen können. Der Darm kann Pektin nicht in seiner natürlichen Form aufnehmen. Das macht es zu einer effektiven Faserquelle. Das Pektin aus Zitrusfrüchten **wird verarbeitet**, um die Moleküle kleiner zu machen, so dass sie leichter in den Blutkreislauf gelangen können.

Bereits nach einer Woche 500% erhöhte Schwermetall-Ausscheidung über den Urin:

Es gibt eine Reihe von Studien, die die Wirkung von modifiziertem Zitruspektin zur Ausleitung von Schwermetallen (Blei, Cadmium und Arsen) belegt haben. Eine Studie von 2008 kam zu dem Schluss, dass modifiziertes Zitruspektin ein wirksamer Chelator von Blei bei Kindern ist, die mit toxischen Blei-Niveaus ins Krankenhaus eingeliefert wurden. Kinder mit einem Blutserumspiegel von mehr als 20 mcg/dl, erhielten 15 g mod. Zitruspektin (Firma „PectaSol") in drei geteilten Dosen pro Tag. Es kam es zu einer dramatischen Abnahme der Blutserumspiegel von Blei um 161% und eine dramatische Zunahme in der 24-stündigen Urin-Ausscheidung *(Studie 256)*. Zusammenfassend zeigten fünf Fallstudien aus dem Jahr 2007 eine signifikante Reduktion der toxischen Schwermetalle (74% durchschnittliche Abnahme), ganz ohne Nebenwirkungen *(Studie 257)*. Auch bei gesunden Menschen signifikante Schwermetall-Ausscheidungen: Eine weitere Studie wurde durchgeführt, um die Wirkung von modifiziertem Zitruspektin auf die Harnausscheidung von toxischen Elementen bei gesunden Individuen zu bewerten. Den Studien-Probanden wurden täglich 15 Gramm mod. Zitruspektin für 5 Tage verabreicht. 24-Stunden-Urinproben wurden am Tag 1 und Tag 6 zum Vergleich mit dem Ausgangswert gesammelt. In den ersten 24 Std. der mod. Zitruspektin-Verabreichung erhöhte sich die Harnausscheidung von Arsen signifikant um 130%. Am Tag 6 kam es zu einer 150% erhöhten Cadmium-Ausscheidung. Bei Blei kam es sogar zu einer 560% erhöhten Ausscheidung über den Urin. Das Bemerkenswerte an dieser Studie war, dass es sich nicht um kranke Menschen mit einer akuten Metall-Vergiftung handelte, sondern um ganz normale gesunde Probanden! Sie sehen also schon, dass sich auch bei vermeintlich gesunden Menschen Schwermetalle versteckt haben, die erst durch das modifizierte Zitruspektin aufgespürt und zur Ausscheidung gebracht wurden *(Studie 258)*. Modifiziertes Zitruspektin wirkt laut Studien auch gegen Krebs und Metastasen. Ausführliche Informationen zum Thema Krebs finden Sie in meinem Buch *„Insider-Heilverfahren gegen Krebs"*.

Knoblauch

Knoblauch (Allium sativum) gehört zu den ältesten Kulturpflanzen der Welt und wird seit Tausenden von Jahren als Arzneimittel eingesetzt. Die wenigsten Menschen wissen, dass Knoblauch auch ein gutes Mittel gegen Schwermetalle ist (insbesondere Blei und Cadmium). Die Behandlung von mit Blei und Cadmium belasteten Mäusen mit Knoblauch (12,5-100 mg / l) verringerte deutlich Blei- und Cadmium-Konzentrationen der Tiere in den Organen der Leber, Niere, Herz, Milz und im Blut *(Studie 259)*. Des Weiteren aktiviert Knoblauch auch Entgiftungs-Enzyme *(Studie 260)*.

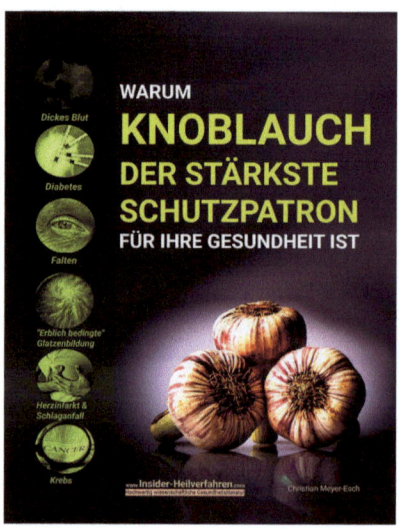

„Warum Knoblauch der stärkste Schutzpatron für Ihre Gesundheit ist"

Einen ausführlichen Blick ins Buch finden Sie auf www.Insider-Heilverfahren.com

(R+)-Alpha-Liponsäure

Hierbei handelt es sich um eine schwefelhaltige Fettsäure, die sehr stark antioxidativ wirkt (sowohl fett- als auch wasserlöslich), welche vom Körper selbst produziert wird. Sie ist an zahlreichen Enzymen beteiligt, auch am Zucker- und Fettstoffwechsel und zählt zu den stärksten (körpereigenen) Antioxidantien. Die Mengen, die vom Körper selbst produziert werden, reichen in den meisten Fällen jedoch nicht aus, um den Bedarf (insbesondere bei Vergiftungen) gerecht zu werden, so dass eine zusätzliche Einnahme durch die Nahrung oder in Form von Tabletten hilfreich ist. Die am besten dokumentierte Wirkung ist die Ausleitung von überschüssigem Eisen aus dem Körper. Zwar gibt es auch Menschen mit einem Eisen-Mangel, der z.B. zu Haarausfall und Blutarmut führen kann. Umgekehrt gibt es das jedoch auch, nämlich dass zu viel Eisen im Körper vorhanden ist. Dies ist sehr problematisch, denn Eisen ist sehr reaktionsfreudig. Je mehr Eisen im Körper vorhanden ist, desto höher ist der oxidative Stress durch freie Radikale. Frauen vor der Menopause (Wechseljahre) verlieren durch ihre Regelblutungen sehr viel Eisen, was ihnen gesundheitlich sehr zu Gute kommt, während Kinder, Männer und Frauen nach der Menopause diesen Schutz nicht haben und daher die Gefahr eines Eisen-Überschusses entstehen kann. In einer Studie *(261)* konnte nachgewiesen werden, dass Frauen nach der Menopause deutlich höhere Eisenwerte (Ferritin) in der Haut hatten als bei Frauen vor der Menopause und die zu hohen Eisenwerte korrelierten mit oxidativem Stress, der Zellen schädigen und auch zu Faltenbildung in der Haut führen kann. Die Alpha-Liponsäure hat sich hier als wirksames Mittel *(Studie 262)* herausgestellt, da es mit Eisen eine chemische Reaktion eingeht und es aus dem Körper leitet. Der Körper benötigt Eisen nur in sehr geringen Konzentrationen! Nehmen Sie kein Nahrungsergänzungsmittel ein, in dem Eisen vorkommt! Es sei denn, bei Ihnen wurde tatsächlich ein Eisen-Mangel diagnostiziert. Außer der Alpha-Liponsäure sind Blutspenden und Artemisinin weitere Maßnahmen, um Eisen aus dem Körper zu leiten. Sie finden die Alpha-Liponsäure in Nahrungsmitteln u.a. in: Spinat, Brokkoli, Reiskleie, Rosenkohl und Tomaten, Kartoffeln und Erbsen.

Selen

Bei Selen handelt es sich um ein lebenswichtiges Spurenelement, welches wir zwingend mit der Nahrung aufnehmen müssen, da der Körper es nicht selbst herstellen kann. Viele Regionen der Welt, so auch Europa, gelten als Selen-Mangelgebiete. Große Teile der Bevölkerung sind mit Selen unterversorgt. Doch auch eine Überdosierung birgt große Gesundheitsgefahren. Sowohl ein zu viel, als auch ein zu wenig an Selen schadet massiv die Gesundheit, weshalb auf eine exakte Dosierung geachtet werden sollte. Selen ist eines der stärksten körpereigenen Antioxidantien, schützt Zellen also vor oxidativem Stress und ist auch an zahlreichen Enzymen beteiligt. Vor allem an der Glutathionperoxidase, welche freie Sauerstoff-Radikale unschädlich macht. Das Spurenelement eignet sich sowohl zum Schutz der Zellen vor Schwermetallen, als auch zu dessen Ausleitung, wie in einer Studie *(264)* gezeigt werden konnte: Die Anwohner in Wanshan, China, leiden unter einer erhöhten Quecksilberbelastung. Das Ziel einer Studie war es, die Auswirkungen einer oralen Supplementation mit Selen angereicherter Hefe in dieser langfristig quecksilberbelasteten Bevölkerung zu untersuchen. 103 Freiwillige aus der Region wurden rekrutiert und 53 von ihnen wurden täglich mit 100 Mikrogramm organischem Selen (als Selenhefe) für 3 Monate behandelt, während 50 von ihnen mit Hefe ohne Selen behandelt wurden. Es kam zu einer signifikanten Erhöhung der Quecksilber-Konzentrationen im Urin bei den mit Selen behandelten Probanden ab dem 30. Behandlungstag, welche sich bis zum 90. Behandlungstag deutlich weiter verstärkten. In den mit Placebo behandelten Gruppen kam es zu keiner erhöhten Quecksilber-Ausscheidung. Und: je stärker die Belastung mit Schwermetallen im Körper ist, desto stärker sinkt der Selen-Spiegel in den Keller *(Studie 263)*. Besonders reich an Selen sind Paranüsse mit ca. 1.900 Mikrogramm pro 100 g.

Selen in pflanzlichen Nahrungsmitteln:

Paranüsse	**1.917 mcg**
Gemahlene Senfkörner	**208 mcg**
Sonnenblumenkerne	**79 mcg**
Weizenkeime	**65 mcg**
Chia-Samen	**55 mcg**
Vollkornbrot	**52 mcg**
Kleieflocken	**52 mcg**
Getrocknete Shiitake-Pilze	**46 mcg**
Haferkleie	**45 mcg**
Vollkorn-Fladenbrot	**44 mcg**
Erdnussbutter	**40 mcg**
Gelber Senf	**33 mcg**
Haferkleie Flocken	**26 mcg**
Schokoladengetränkepulver	**21 mcg**
Weizencreme	**20 mcg**

Alle Angaben je 100 g
(Quelle: US DEPARTMENT OF AGRICULTURE)

Vitamin C

Bei Ratten wurde 28 Tage lang eine Diät mit einer täglichen Dosis von 10 mg Cadmium/ kg im Futter verabreicht. Eine Gruppe davon erhielt normales Trinkwasser, die andere Gruppe Trinkwasser, was mit Vitamin C angereichert war. In der Vitamin C-Gruppe verringerte sich der Cadmiumgehalt in Leber, Nieren, Hoden und Muskeln. Die höchsten Abnahmen wurden in den Hoden gefunden, die niedrigsten in den Muskeln *(Studie 265)*. Des Weiteren ist Vitamin C auch sonst ein lebenswichtiges Vitamin, was z.B. das Immunsystem stärkt, die Blutgefäße elastisch hält oder die Kollagenbildung fördert.

Vitamin C in pflanzlichen Nahrungsmitteln:

Australische Buschpflaume	**3.000 mg**
Camu Camu	**2.000 mg**
Acerola Kirschen / Saft	**1.677 mg**
Hagebutten	**426 mg**
Süße gelbe Paprika	**183 mg**
Getrocknete Litschis	**183 mg**
Schwarze Johannisbeeren	**181 mg**
Komatsuna	**130 mg**
Süße rote Paprika	**127 mg**
Haferkleie Flocken	**127 mg**
Kiwis	**120 mg**
Sonnengetrocknete Tomaten	**101 mg**
Grünkohl	**93 mg**
Brokkoli	**89 mg**
Traubensaft und Orangensaft	**30 mg**

Alle Angaben je 100 g
(Quelle: US DEPARTMENT OF AGRICULTURE)

Weitere Entgiftungsmöglichkeiten:

Insbesondere Chlorella-Algen, Spirulina-Algen, Bärlauch und Koriander sind in alternativmedizinischen Kreisen sehr populär und werden von vielen Therapeuten empfohlen. Leider sind mir zu diesen Therapien jedoch keine aussagekräftigen Studien an Menschen (nicht mal an Tieren) bekannt, so dass ich sie zum jetzigen Zeitpunkt nicht empfehlen kann. Wenn Sie eine aussagekräftige Studie kennen, teilen Sie mir diese gerne mit an: *mail@insider-heilverfahren.com*. Gerne werde ich mir diese für die nächste Auflage vormerken!

Übersicht über die gesicherten wissenschaftlichen Erkenntnisse der einzelnen Mittel gegen Schwermetalle:

	Blei	Cadmium	Eisen	Arsen	Quecksilber
Selen					✔
Alpha-Liponsäure			✔		
Mod. Zitruspektin	✔	✔		✔	
Vitamin C		✔			
Knoblauch	✔	✔			
Selen + A-Liponsäure + Mod. Zitruspektin	✔	✔	✔	✔	✔

Schwermetalle ausleiten Kompaktübersicht ▾

Wirkung:	Leiten Schwermetalle aus dem Körper und den Knochen
Dosierungs-Richtwert:	**Modifiziertes Zitruspektin:** 15 g / Tag (3x5) **Selen:** 200 mcg **Knoblauch:** Mind. 1 Zehe, max. 1 Knolle **Vitamin C:** 1-5 g / Tag **Alpha-Liponsäure:** 600 mg / Tag
€ Kosten:	**Modifiziertes Zitruspektin:** 50 € /Monat (bei 15 g / Tag) **Selen:** 2-3 Euro/Monat **Knoblauch:** 7,50 Euro/Monat (bei einer Knolle/Tag) **Vitamin C:** 1-2 Euro/Monat **Alpha-Liponsäure:** ca. 27 Euro/Monat
Bezugs-quellen:	Am günstigsten in Internetshops
Auf was zu achten ist:	**Knoblauch sollte innerhalb von 24 Std. nach dem zerreiben verzehrt werden**, da sich das Allicin schnell abbaut! Des Weiteren ist wichtig, dass der PH-Wert nicht verändert wird, da dies ebenso zu einem Abbau des Allicins führt. Das bedeutet insbesondere, dass Sie es nicht mit Essig oder Zitronen(säure) mischen sollten!
Studien:	(256) (257) (258) (259) (260) (261) (262) (263) (264) (265)

Angaben ohne Gewähr. Anwendung auf eigene Gefahr!

Wirkung positiv getestet bei:

In vitro (Reagenzglas)	In vivo (Tiere)	In vivo (Mensch)
	✔	✔

Darmbakterien
Wie Probiotika die Knochen aufbauen

Probiotika bedeutet „fürs das Leben". Das Wort leitet sich vom Lateinischen und Griechischen ab. Studien an Mensch und Tier zeigten einen **signifikanten positiven Effekt von Darmbakterien (Probiotika) auf die Knochendichte.** Probiotika sind lebende Mikroorganismen, die, wenn sie in ausreichenden Mengen konsumiert werden, gesundheitliche Vorteile bieten können. Während Probiotika oft mit der Förderung einer gesunden Darmflora und Verdauung in Verbindung gebracht werden, gibt es auch Untersuchungen, die eine sehr positive Wirkung gegen Osteoporose gezeigt haben.

Die genauen Mechanismen, durch die Probiotika möglicherweise vor Osteoporose wirken können, sind noch nicht vollständig verstanden, aber es gibt einige Hypothesen:

Verbesserte Mineralabsorption: Einige Probiotika könnten die Aufnahme von Mineralien wie Calcium aus der Nahrung verbessern, was wichtig für die Knochengesundheit ist.

Entzündungshemmende Wirkung: Probiotika können dazu beitragen, Entzündungen im Körper zu reduzieren. Chronische Entzündungen können den Knochenabbau fördern, daher könnte die Reduzierung von Entzündungen durch Probiotika auch zur Vorbeugung von Osteoporose beitragen.

Stimulierung der Knochenbildung: Es gibt Hinweise darauf, dass Probiotika bestimmte Signale im Körper beeinflussen, die die Knochenbildung fördern.

Hormonregulation: Die Darmflora kann auch Einfluss auf die Produktion und Regulation von Hormonen haben, die wiederum den Knochenstoffwechsel beeinflussen.

Eine Studie an Lactobacillus *Casei*, Lactobacillus *Reuteri* und Lactobacillus *Gasseri* zeigte eine höhere Calciumabsorption bei wachsenden Ratten sowie ein **35% höheres Knochengewicht** bei der probiotischen Gruppe im Vergleich zur Kontrollgruppe *(Studie 71)*. Eine weitere Studie zeigte eine signifikante Wirkung von L. Reuteri 6475 auf die Knochengesundheit: Erwachsene männliche Mäuse erhielten L. Reuteri 6475 vier Wochen lang oral. Die Ergebnisse zeigten eine zunehmende Knochendichte sowohl in Wirbel- als auch in Oberschenkelknochen. Darüber hinaus nahm das Körpergewicht, das Fettpolstergewicht sowie der entzündungsfördernde Tumornekrosefaktor- Spiegel ab *(Studie 72)*. Überraschenderweise wurden signifikante Effekte nur bei behandelten gesunden männlichen Mäusen beobachtet, nicht bei weiblichen.

Vorsicht Antibiotika:
Antibiotika können einen erheblichen Einfluss auf die Darmflora haben, da sie nicht nur die Zielbakterien, gegen die sie gerichtet sind, abtöten, sondern auch eine breite Palette von Bakterien im Darm beeinflussen können, einschließlich nützlicher Bakterien, die für die Verdauung und die Gesundheit des Darms wichtig sind. Dieser Einfluss auf die Darmflora kann sowohl kurz- als auch langfristige Auswirkungen haben. Dies kann zu einer Dysbiose führen, einem Ungleichgewicht in der Darmflora, was zu verschiedenen gesundheitlichen Problemen

führen kann. Nach der Einnahme von Antibiotika können sich opportunistische Krankheitserreger im Darm vermehren, da die natürliche Kontrolle durch die normale Darmflora beeinträchtigt ist. **Es ist daher ganz besonders wichtig, nach der Einnahme von Antibiotika die Darmflora mit Darmbakterien wieder aufzubauen!**

Darmbakterien **Kompaktübersicht** ▼	
Wirkung:	Bei Ratten kam es zu 35% höherem Knochengewicht durch Lactobacillus Casei, Lactobacillus Reuteri und Lactobacillus Gasseri.
Dosierungs-Richtwert:	Je 100 Millionen Bakterienzellen/Tag: Lactobacillus Casei Lactobacillus Gasseri Lactobacillus Reuteri 6475
€ Kosten:	ca. 50 € / Monat
Bezugsquellen:	Diverse Internetshops, Apotheken
Auf was zu achten ist:	Durch den Einsatz von Antibiotika, wird die Wirkung der Darmbakterien zunichte gemacht. Sie sollten daher nicht beides gleichzeitig anwenden!
Studien:	(71) (72)

Angaben ohne Gewähr. Anwendung auf eigene Gefahr!

Wirkung positiv getestet bei:

In vitro (Reagenzglas)	In vivo (Tiere)	In vivo (Mensch)
	✔	

N-Acetylcystein (NAC)
Das starke Antioxidans für starke Knochen

N-Acetylcystein (NAC) ist ein Derivat der Aminosäure Cystein. Es besteht aus einem Acetylrest (CH_3CO) und der Aminosäure Cystein. Die chemische Formel von NAC lautet $C_5H_9NO_3S$. NAC ist bekannt für seine antioxidativen Eigenschaften und seine Fähigkeit, als Vorläufer für die Synthese von Glutathion zu dienen, einem der wichtigsten Antioxidantien im menschlichen Körper. Eine Studie *(210)* untersuchte, wie oxidativer Stress, also ein Ungleichgewicht zwischen schädlichen freien Radikalen und Antioxidantien im Körper, zu DNA-Schäden und Zellalterung führt. Diese alternden Zellen können dann Substanzen abgeben, die den Knochenabbau verstärken und die Knochenbildung verringern. Frühere Forschungen zeigten, dass die Entfernung dieser alternden Zellen oder die Hemmung ihrer schädlichen Sekrete den Knochenschwund bei Mäusen verhindern kann. N-Acetylcystein (NAC) ist ein starkes Antioxidans, aber es war unklar, ob es den durch Östrogenmangel verursachten Knochenschwund umkehren kann, indem es oxidativen Stress und Zellalterung bekämpft. In der Studie wurden Mäuse ohne Eierstöcke (OVX-Mäuse) untersucht, da diese einen Östrogenmangel haben und als Modell für Knochenschwund verwendet werden. Einige dieser Mäuse erhielten zusätzlich NAC oder Östrogen. Die Ergebnisse zeigten, dass OVX-Mäuse höheren oxidativen Stress, mehr DNA-Schäden, stärkere Zellalterung und eine erhöhte Sekretion schädlicher Substanzen aufwiesen als scheinoperierte Mäuse. **Diese negativen Effekte wurden jedoch durch die Gabe von NAC oder Östrogen deutlich reduziert.** Die Studie legt nahe, dass NAC den durch Östrogenmangel verursachten

Knochenschwund verhindern kann, indem es oxidativen Stress, DNA-Schäden, Zellalterung und die schädlichen Sekrete alternder Zellen hemmt.

Studie zu NAC und Knochenmarkstromazellen (BMSCs):

In dieser Studie *(211)* wurde untersucht, wie N-Acetyl-L-Cystein (NAC) die Funktionen von Knochenmarkstromazellen (BMSCs) beeinflusst, die eine wichtige Rolle bei der Knochenbildung spielen.

Die Ergebnisse zeigten Folgendes:

- NAC erhöhte die Aktivität eines Enzyms namens alkalische Phosphatase, das an der Knochenbildung beteiligt ist.

- NAC förderte die Ablagerung von Mineralien, die zur Knochenstärkung beitragen.

- Die Behandlung mit NAC erhöhte die Produktion von wichtigen Proteinen und Signalwegen (z.B. Kollagen I, Osteopontin, Wingless-Typ Familienmitglied 5a und 3a), die für die Knochenbildung notwendig sind.

- NAC verringerte auch die Ansammlung von Fetttröpfchen in den Zellen. Es reduzierte die Produktion von Genen, die für die Fettbildung wichtig sind (z.B. Lipoproteinlipase, Fettsäurebindungsprotein 4 und Peroxisomen-Proliferator-aktivierter Rezeptor gamma).

Die Studie zeigt, dass NAC die Bildung von Knochenzellen fördern und die Bildung von Fettzellen im Knochenmark hemmen kann. Daher deuten die Ergebnisse darauf hin, dass NAC ein vielversprechendes Mittel zur Vorbeugung und Behandlung von Osteoporose ist *(Studie 211)*.

Doch NAC kann noch viel mehr:

Antioxidative Wirkung:
Eine der herausragenden Eigenschaften von NAC ist seine Fähigkeit, als Antioxidans zu wirken. Als Vorläufer von Glutathion, einem der kraftvollsten Antioxidantien im Körper, unterstützt NAC die Neutralisierung freier Radikale. Diese freien Radikale können Zellen schädigen und spielen eine Rolle bei verschiedenen Krankheiten sowie im Alterungsprozess. Die antioxidative Wirkung von NAC trägt dazu bei, den Zellschutz zu verbessern und die Gesundheit der Organe zu fördern.

Atemwegsgesundheit:
NAC ist auch für seine Rolle bei der Atemwegsgesundheit bekannt. Es wird häufig zur Unterstützung von Menschen mit chronischen Atemwegserkrankungen wie chronisch obstruktiver Lungenerkrankung (COPD) eingesetzt. NAC hat schleimlösende Eigenschaften, die dazu beitragen können, festsitzenden Schleim zu lösen und die Atmung zu erleichtern.

Leberentgiftung:
Die Fähigkeit von NAC, die Produktion von Glutathion zu erhöhen, macht es auch zu einem vielversprechenden Unterstützer der Leberentgiftung. Glutathion spielt eine

entscheidende Rolle bei der Entgiftung von Schadstoffen und Chemikalien im Körper. NAC könnte daher dazu beitragen, die Leberfunktion zu verbessern und die Entgiftungsfähigkeiten zu unterstützen.

Psychische Gesundheit:
Es gibt wachsende Forschungsbereiche, die auf die potenzielle Rolle von NAC bei psychiatrischen Erkrankungen hinweisen. Einige Studien deuten darauf hin, dass NAC positive Auswirkungen auf Stimmungsstörungen wie Depressionen und bipolare Störungen haben könnte.

N-Acetylcystein (NAC) Kompaktübersicht ▼	
Wirkung:	Ist ein starkes Antioxidans, welches die Knochenbildung positiv beeinflusst.
Dosierungs-Richtwert:	**900 mg / Tag** (3 x 300 mg über den Tag verteilt)
€ Kosten:	ca. **5 € / Monat** (bei 900 mg / Tag)
Bezugs-quellen:	Hauptsächlich in Internetshops
Auf was zu achten ist:	NAC wird in der Regel gut vertragen.
Studien:	(210) (211)

Angaben ohne Gewähr. Anwendung auf eigene Gefahr!

Wirkung positiv getestet bei:

In vitro (Reagenzglas)	In vivo (Tiere)	In vivo (Mensch)
✔	✔	✔

Melatonin
Starke Knochen mit dem Schlaf- und Reparaturhormon

Melatonin ist ein Hormon, das von der Zirbeldrüse im Gehirn produziert wird und eine entscheidende Rolle bei der Regulierung des Schlaf-Wach-Rhythmus spielt. Es wird häufig als „Schlafhormon" bezeichnet, weil es hilft, den Schlafzyklus zu steuern. Die Produktion von Melatonin wird durch Dunkelheit angeregt und durch Licht gehemmt, was den Körper darauf vorbereitet, nachts zu schlafen und tagsüber wach zu sein. Neben seiner bekannten Funktion in der Schlafregulation hat Melatonin auch eine Vielzahl anderer Wirkungen im Körper, einschließlich antioxidativer und entzündungshemmender Eigenschaften. Es kann das Immunsystem stärken und hat potenzielle Vorteile für die kardiovaskuläre Gesundheit und das allgemeine Wohlbefinden.

In Bezug auf die Knochengesundheit gibt es zunehmend Hinweise darauf, dass Melatonin eine positive Rolle beim Knochenaufbau spielen kann. **Melatonin fördert die Aktivität von Osteoblasten, den Zellen, die für die Bildung von neuem Knochengewebe verantwortlich sind. Gleichzeitig hemmt es die Aktivität von Osteoklasten, den Zellen, die für den Abbau von Knochengewebe zuständig sind.** Dieses Gleichgewicht zwischen Osteoblasten und Osteoklasten ist entscheidend für die Aufrechterhaltung einer gesunden Knochendichte und -struktur. Darüber hinaus trägt Melatonin durch seine antioxidativen Eigenschaften zum Schutz der Knochenzellen vor oxidativem Stress bei, der durch freie Radikale verursacht wird. Oxidativer Stress kann die Funktion von Knochenzellen beeinträchtigen und zu einer erhöhten

Knochenresorption führen. Indem Melatonin die schädlichen Auswirkungen von freien Radikalen mindert, unterstützt es die Gesundheit und Langlebigkeit der Knochenzellen. Zusätzlich reguliert Melatonin die Freisetzung von Wachstumshormonen und anderen Faktoren, die an der Knochengesundheit beteiligt sind. Durch seine umfassenden Wirkungen kann Melatonin dazu beitragen, die Knochendichte zu verbessern und das Risiko von Knochenerkrankungen wie Osteoporose zu verringern.

Melatonin **Kompaktübersicht** ▼	
Wirkung:	Erhöht die knochenaufbauenden Zellen, hemmt die knochenabbauenden, wirkt antioxidativ, entzündungshemmend
Dosierungs-Richtwert:	**3 mg** abends vor dem zu Bett gehen
€ Kosten:	Die Kosten veriieren je nach Produkt stark. Bei günstigen Präparaten (insbesondere aus Online-Shops) mit einem Jahresvorrat, erhalten Sie Melatonin ab ca. **3 € / Monat.**
Bezugs-quellen:	In Drogerien, Apotheken, Reformhäusern und in Onlineshops.
Auf was zu achten ist:	**Melatonin macht müde. Sie sollten es daher nur abends vor dem zu Bett gehen schlucken und auf keinen Fall vor dem Autofahren!**
Studien:	(213) (214)

Angaben ohne Gewähr. Anwendung auf eigene Gefahr!

Wirkung positiv getestet bei:

In vitro (Reagenzglas)	In vivo (Tiere)	In vivo (Mensch)
✔	✔	

Eisen ausleiten
Da zu hohe Eisenwerte die Knochen schwächen

Osteoporose tritt häufig bei Frauen nach der Menopause auf, weil ihr Körper weniger Östrogen produziert. Östrogen ist wichtig für die Knochengesundheit. Neuere Forschungen *(226)* haben jedoch gezeigt, dass nicht nur Östrogenmangel eine Rolle spielt, sondern auch die **Ansammlung von Eisen im Körper** nach der Menopause.

Nach der Menopause kann sich Eisen im Körper ansammeln, und diese Eisenansammlungen sind mit Osteoporose verbunden, weil sie den Knochenstoffwechsel negativ beeinflussen. Es gibt Methoden, die die Eisenansammlung im Körper reduzieren können. Diese Methoden können helfen, den gestörten Knochenstoffwechsel zu verbessern und somit die Osteoporose zu lindern. Obwohl bekannt ist, dass Eisenansammlungen zu Osteoporose beitragen, ist der genaue Mechanismus noch nicht vollständig verstanden.

Eisenansammlungen können einen wichtigen Signalweg im Körper, den sogenannten Wnt/β-Catenin-Signalweg, durch oxidativen Stress blockieren. Dieser Signalweg ist wichtig für die Knochenbildung. Oxidativer Stress bedeutet, dass schädliche Moleküle, sogenannte freie Radikale, Zellen und Gewebe schädigen. Eisenansammlungen verringern die Knochenbildung und erhöhen den Knochenabbau.

Eisenansammlungen können die Bildung und Funktion von Osteoblasten (Zellen, die Knochen aufbauen) hemmen. Sie können auch die Bildung und Aktivität von Osteoklasten (Zellen, die Knochen abbauen) direkt stimulieren.

So leiten Sie Eisen aus dem Körper:

Blutspenden: Dies ist eine der effektivsten Methoden, um überschüssiges Eisen loszuwerden. Durch regelmäßige Blutspenden wird Eisen aus dem Körper entfernt, da es für die Produktion neuer roter Blutkörperchen benötigt wird.

Alpha-Liponsäure: Ist eine sowohl Wasser- als auch fettlösliche Verbindung, die in unserem Körper natürlicherweise vorkommt. Studien haben gezeigt (auch an Menschen), dass es bei 600 mg/ Tag Eisen aus dem Körper entfernen kann.

Diät: Eine eisenarme Ernährung kann helfen, die Eisenmenge im Körper zu reduzieren. Dazu gehören Lebensmittel wie Vollkornprodukte, grünes Blattgemüse, Hülsenfrüchte und bestimmte Früchte.

Vermeidung von Nahrungsergänzungsmitteln: Die Einnahme von Eisenpräparaten sollte vermieden werden. Eine übermäßige Eisenzufuhr kann zu einem Überschuss im Körper führen.

Deferoxamin: Deferoxamin ist ein injizierbares Medikament, das häufig zur Behandlung von Eisenüberladung bei Patienten mit hämolytischen Erkrankungen wie Thalassämie eingesetzt wird.

Deferipron: Deferipron ist ein oral einzunehmendes Medikament, das ebenfalls zur Behandlung von Eisenüberladung bei Patienten mit Thalassämie oder anderen Erkrankungen, die zu Eisenablagerungen führen, eingesetzt werden kann.

Deferasirox: Deferasirox ist ein weiterer oral einzunehmender Eisen-Chelatbildner, der zur Behandlung von Eisenüberladung bei Patienten mit hämolytischen Erkrankungen wie Thalassämie oder bei Patienten mit Eisenüberladung aufgrund wiederholter Bluttransfusionen verwendet wird.

Eisen ist ein lebenswichtiges Element, aber zu viel davon kann schädlich sein. Es wird vermutet, dass Eisen die Entstehung von Arteriosklerose, einer Erkrankung der Blutgefäße, fördert, indem es aggressive Sauerstoffmoleküle bildet. Diese können LDL-Cholesterin, auch bekannt als „schlechtes" Cholesterin, oxidieren und so zur Bildung von Plaques in den Gefäßen beitragen. Studien haben gezeigt, dass **Menschen mit höheren Eisenspeichern im Körper eher an Herzkrankheiten leiden.** Untersuchungen haben auch gezeigt, dass Eisenablagerungen in den Plaques von Menschen mit Arteriosklerose vorhanden sind. Ein *Mangel* an Eisen kann zu Haarausfall, Blutarmut und letztlich auch zu Fettleibigkeit führen oder diese zumindest fördern. Ein *Überschuss* an Eisen jedoch, kann zu Arteriosklerose, Falten, Krebs sowie generell den körperlichen Verfall bzw. den Alterungsprozess vorantreiben. Auch Krebszellen sind äußerst eisenhaltig. Und viele Studien haben einen Zusammenhang zwischen Krebs und zu hohen Eisenwerten im Blut gezeigt. Ausführliche Informationen zum Thema Krebs, finden Sie in meinem Buch *„Insider-Heilverfahren* *gegen Krebs"* sowie *„Krebs vorbeugen mit Medizin aus der Natur".*

Eisen reichert sich mit zunehmendem Alter an und wird mit vielen altersbedingten Krankheiten in Verbindung gebracht. Es verkürzt auch die Lebensdauer mehrerer Modellorganismen.

Kaum ein Vitalstoff ist so problematisch wie Eisen. Denn dieser muss für eine optimale Gesundheit genau im optimalen Bereich liegen. **Sowohl ein Mangel, als auch ein Überschuss, führt zu erheblichen Gesundheitsproblemen.** Daher gibt es kaum einen anderen Vitalstoff, für den eine Blutuntersuchung wichtiger ist als für Eisen.

Unter den verschiedenen Eisenparametern ist der **Gesamteisenspiegel im Blut oft der am wenigsten aussagekräftige Parameter** bei der Diagnose eines Eisenmangels. Der Gesamteisenspiegel allein gibt keine klare Information darüber, wie viel Eisen im Körper tatsächlich verfügbar ist oder wie effizient es genutzt wird. Der Gesamteisenspiegel kann durch verschiedene Faktoren beeinflusst werden, einschließlich kurzfristiger Schwankungen in der Ernährung.

Lassen Sie daher unbedingt Ihren Eisenstatus im Blut messen:

Die alleinige Messung des Gesamteisenspiegels im Blut bietet möglicherweise nicht das vollständige Bild, wenn es um die Diagnose eines Eisenmangels geht. Der Eisenstoffwechsel im Körper ist komplex und es gibt verschiedene Parameter, die berücksichtigt werden sollten:

Serum-Ferritin Der wichtigste Parameter!	Ferritin ist ein Protein, das Eisen **speichert**. Der Ferritinspiegel im Blut ist oft ein besserer Indikator für den Eisenspeicherstatus im Körper als der Gesamteisenspiegel. Ein niedriger Ferritinspiegel deutet auf einen möglichen Eisenmangel hin.
Transferrin und Transferrin-sättigung	Transferrin ist ein **Transportprotein**, das Eisen im Blut bindet. Die Transferrinsättigung misst den Prozentsatz des Transferrins, der mit Eisen gesättigt ist. Eine niedrige Transferrinsättigung kann auf einen Eisenmangel hinweisen.
Hämoglobin und Hämatokrit	Diese Werte geben Aufschluss über die **Menge an roten Blutkörperchen** und den Anteil des Blutes, der aus Zellen besteht. Ein niedriger Hämoglobin- oder Hämatokritwert kann auf einen Eisenmangel und eine Anämie hinweisen.
Löslicher Transferrin-rezeptor (sTfR)	Der **lösliche Transferrinrezeptor ist erhöht, wenn die Zellen des Körpers einen höheren Bedarf an Eisen haben.** Dieser Test kann verwendet werden, um einen Eisenmangel zu bestätigen. Jedoch ist es wichtig zu betonen, dass die Interpretation von Laborergebnissen oft komplex ist und von verschiedenen Faktoren beeinflusst werden kann. Ein erhöhter sTfR-Wert allein ist nicht immer spezifisch für einen Eisenmangel. Er kann auch bei anderen Zuständen auftreten, wie zum Beispiel bei entzündlichen Erkrankungen, Vitamin-B12-Mangel, oder Hämolyse (Zerstörung roter Blutkörperchen). Daher wird in der klinischen Praxis oft eine Kombination von Eisenparametern betrachtet, um eine genauere Diagnose zu stellen.

Maßnahmen zur Senkung des Homocysteins
Warum ein niedriger Homocystein-Spiegel für starke Knochen so wichtig ist

Menschen mit erhöhten Homocystein-Spiegeln haben eine geringere Knochenmineraldichte und eine erhöhte Rate der Knochenbrüchigkeit *(Studien 500, 501)*.

Bei Homocystein handelt es sich um eine natürlich vorkommende, nicht proteinogene Aminosäure. Sie ist ein Zwischenprodukt im menschlichen Aminosäurestoffwechsel, genauer beim Abbau von Methionin (eine Aminosäure). Diese Aminosäure muss täglich über die Nahrung zugeführt werden und dient dem Körper u.a. als wichtige Schwefelquelle. Homocystein dagegen ist ein giftiges Abfallprodukt und wird deshalb schnell gebunden, mit Hilfe von Vitamin B9 und B12 zurück in Methionin verwandelt oder mit Hilfe von Vitamin B6 weiter abgebaut und zum Großteil über die Nieren ausgeschieden. Durch den Genuss von Kaffee, Alkohol, Zigaretten sowie Übergewicht und Bewegungsarmut kommt es zu erhöhten Homocystein-Werten. Vor allem aber, wenn es an den B-Vitaminen B6, B9 und B12 mangelt.

Als Labormarker gilt die Höhe des Homocysteinspiegels nach Methionin-Gabe als Test für mögliche genetische Defekte. Das eingenommene Methionin (vorhanden in Fleisch, Fisch, und Käse) wird durch die Vitamin B6-abhängige Reaktion abgebaut. Eine signifikante Zunahme von Homocystein mit entsprechenden Abnahmen von Vitamin B6, B9 und B12 steht im Zusammenhang mit einer Abnahme der Knochendichte bei osteoporotischen Patienten *(Studien 500, 501)*. Es wird vorgeschlagen, dass Homocystein durch eine Erhöhung der reaktiven Sauerstoffspezies (freie Radikale) und Aktivierung von Matrix-Metalloproteinasen, die dann die extrazelluläre Knochenmatrix abbauen können, eine Verringerung der Knochenqualität verursacht. Es ist auch gezeigt worden, dass Homocystein den Blutfluss verschlechtert, wodurch der Knochen von lebensnotwendigen Nährstoffen abgeschnitten wird, die für die Erhaltung und Reparatur des Knochens benötigt werden *(Studie 502)*. In der Medizin gilt ein Homocysteinspiegel von bis zu 5 Mikromol/Liter als ideal. Da sich dieser Wert bei älteren Menschen allerdings kaum noch vorfindet, winkt die Schulmedizin auch schlechtere Werte bis zu 8 Mikromol/Liter noch durch *(503)*. Doch auch meine älteren Leser geben sich mit Werten von 8 selbstverständlich nicht zufrieden. Sie wollen keine „akzeptablen" Werte, sondern Idealwerte eines Teenagers.

Jede Erhöhung von 5 Mikromol / Liter an Homocystein im Blut, erhöht das Risiko von Herzkreislauf-Ereignissen um etwa 20%, unabhängig von herkömmlichen Risikofaktoren wie z.B. Rauchen oder Diabetes! *(Studie 69)*.

Wie können Sie die Homocystein-Werte also senken?

Die Basis dazu, sind die B-Vitamine: **B6**, **B9** (besser bekannt als „Folsäure" und **B12**. Zusätzlich dazu, gibt es aber noch weitere Stoffe die Homocystein senken, wie:

Substanz:	Studie:
Cholin (Vitamin B4)	(622)
N-Acetyl-L-Cystein (NAC)	(620)
Vitamin B2	(619)
Tocotrienol (ein spezielles Vitamin E)	(621)

Übersicht über die Homocystein-Werte:

Homocystein-Wert bis 5: Excellent

Nur diesen sollten wir akzeptieren und anstreben. Geben Sie sich nicht mit weniger zufrieden! Weniger als 5% der europäischen Bevölkerung hat diese Werte.

Homocystein-Wert 6 bis 8: Gut

haben nur 10% der europäischen Bevölkerung.

Homocystein-Wert von 9 bis 11: Befriedigend

35% der europäischen Bevölkerung lebt mit diesem Wert.

Homocystein-Wert von 12 bis 14: Mittelmäßig

20% der europäischen Bevölkerung lebt mit diesem Wert.

Homocystein-Wert von 15 bis 17: Risiko leicht erhöht

Die Gesundheit leidet schon jetzt, auch wenn sich noch keine Krankheitsbilder entwickelt haben. 20% der europäischen Bevölkerung gehören zu dieser Kategorie.

Homocystein-Wert von 18 bis 19: Hohes Risiko

Bei einem solch erschreckend hohem Wert ist es fünf vor zwölf! 10% der europäischen Bevölkerung ist von diesen Werten betroffen.

Homocystein-Wert von 20 +: Höchstes Risiko

Das Risiko für Herzinfarkt, Schlaganfall, Krebs, Diabetes oder Demenz ist extrem hoch. Zögern Sie nicht länger und setzen Sie umgehend die Maßnahmen zur Senkung des Homocystein um! 5% der europäischen Bevölkerung ist von diesen Werten betroffen.

Maßnahmen gegen Homocystein **Kompaktübersicht** ▾

Wirkung:	Senkt das Homocystein. Hohe Homocystein-Spiegel sind mit weichen Knochen assoziiert.
Dosierungs-Richtwert:	**Basis:** Vitamin B6: 4 mg/Tag Vitamin B9 (Folsäure): 600 Mikrogramm (mcg)/Tag Vitamin B12: 7 Mikrogramm (mcg)/Tag **Optional als Zusatz:** Vitamin B2: 1,5 mg / Tag NAC: 3x 300 mg / Tag Cholin (Vitamin B4): 400 mg / Tag Tocotrienol: 50 mg / Tag
€ Kosten:	Die B-Vitamine (B2, B6, B9, B12) erhalten Sie am günstigsten als Multivitamin bzw. B-Komplex. Sie brauchen diese also nicht einzeln zu kaufen! Diese sind in Drogerien äußerst günstig (ca. 2-3 € pro Monat) Auch **NAC** ist sehr günstig mit 2-3 €/Monat. **Cholin** ist sehr günstig mit ca. 60 Cent / Monat. Teuer ist das **Tocotrienol** mit ca. 20 € / Monat.
Bezugs-quellen:	In Drogerien, Internetshops, Apotheken und Reformhäusern.
Auf was zu achten ist:	**Nehmen Sie B-Vitamine <u>nicht auf nüchternen Magen</u> ein, da es zu Übelkeit und Harndrang kommen kann!**
Studien:	(69) (500) (501) (502) (503)

Angaben ohne Gewähr. Anwendung auf eigene Gefahr!

Wirkung positiv getestet bei:

In vitro (Reagenzglas)	In vivo (Tiere)	In vivo (Mensch)
	✔	✔

Kraftsport
Wie Kraftsport nicht nur die Muskeln,
sondern auch die Knochen aufbaut

Kraftsport führt dazu, dass die Knochen aufgebaut werden, weil er mechanische Belastungen auf das Skelett ausübt, die eine positive Wirkung auf die Knochenstruktur haben. Wenn Muskeln während des Trainings kontrahieren und Zug auf die Knochen ausüben, reagiert das Knochengewebe auf diese 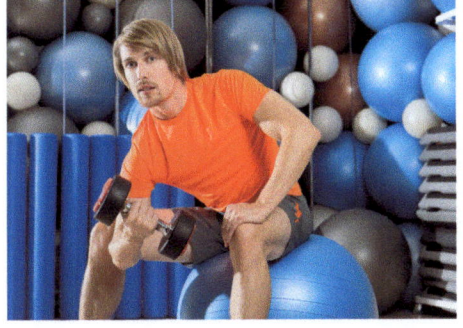 mechanischen Reize. Die mechanische Belastung regt die Osteoblasten dazu an, mehr Knochensubstanz zu produzieren und die Knochendichte zu erhöhen. Gleichzeitig wird die Aktivität der knochenabbauenden Zellen, der Osteoklasten, reguliert, sodass der Abbau von Knochenmasse verringert wird. Dieser Balanceakt zwischen Knochenaufbau und -abbau führt zu einer stärkeren und dichteren Knochenstruktur. Zudem verbessert Krafttraining die Muskelkraft und -masse, was zu einer besseren Stabilität und Unterstützung der Knochen beiträgt. Dies ist besonders wichtig, da stärkere Muskeln auch im Alltag den Druck und die Belastung auf die Knochen besser verteilen können, was das Risiko von Knochenbrüchen verringert.

In einer Studie *(230)* wurde untersucht, wie sich Krafttraining auf die Knochenmineraldichte (BMD) bei Patienten mit Osteoporose und Osteopenie auswirkt. Die Forscher führten eine Metaanalyse durch, bei der sie Daten aus mehreren randomisierten kontrollierten Studien zusammenfassten. Sie suchten neun Studien mit insgesamt 495 Patienten aus. Dabei waren 259 Patienten in der Kraftsport-Gruppe und 236 in der Kontrollgruppe.

Die Analyse zeigte, dass Krafttraining die Knochendichte in verschiedenen Bereichen des Körpers signifikant erhöhte. Besonders bemerkenswert war der Anstieg der Knochendichte in der Lendenwirbelsäule. Auch im Schenkelhals und der gesamten Hüfte wurde eine Verbesserung festgestellt. Die Ergebnisse waren jedoch nicht einheitlich, da eine hohe Heterogenität zwischen den Studien bestand. Das bedeutet, dass die Studienergebnisse stark variierten. Faktoren wie die Anzahl der Trainingssitzungen und ein hohes Risiko von Verzerrungen wurden als Ursachen für diese Unterschiede identifiziert.

Die Schlussfolgerung der Meta-Studie ist, dass Krafttraining die Knochenmineraldichte bei Patienten mit Osteoporose und Osteopenie, insbesondere in der Lendenwirbelsäule, effektiv erhöhen kann. Allerdings ist weitere Forschung notwendig, um diese Ergebnisse zu bestätigen und zu verallgemeinern.

Kapitel 5: Obligatorisches

Studien- und Quellverzeichnis

(1) Iwamoto J, Takeda T, Sato Y. Retracted: Effects of Vitamin K2 on Osteoporosis. Curr Pharm Des. 2004;10(21):2557-76. doi: 10.2174/1381612043383782. Retraction in: Curr Pharm Des. 2021;27(19):2325. doi: 10.2174/138161282719210608092930. PMID: 15320745.

(2) López-González AA, Grases F, Roca P, Mari B, Vicente-Herrero MT, Costa-Bauzá A. Phytate (myo-inositol hexaphosphate) and risk factors for osteoporosis. J Med Food. 2008 Dec;11(4):747-52. doi: 10.1089/jmf.2008.0087. PMID: 19053869.

(3) Civitelli R, Villareal DT, Agnusdei D, Nardi P, Avioli LV, Gennari C. Dietary L-lysine and calcium metabolism in humans. Nutrition. 1992 Nov-Dec;8(6):400-5. PMID: 1486246.

(4) Mazur A, Maier JA, Rock E, Gueux E, Nowacki W, Rayssiguier Y. Magnesium and the inflammatory response: potential physiopathological implications. Arch Biochem Biophys. 2007 Feb 1;458(1):48-56. doi: 10.1016/j.abb.2006.03.031. Epub 2006 Apr 19. PMID: 16712775.

(5) Rude RK, Singer FR, Gruber HE. Skeletal and hormonal effects of magnesium deficiency. J Am Coll Nutr. 2009 Apr;28(2):131-41. doi: 10.1080/07315724.2009.10719764. PMID: 19828898.

(6) Järup L. Cadmium overload and toxicity. Nephrol Dial Transplant. 2002;17 Suppl 2:35-9. doi: 10.1093/ndt/17.suppl_2.35. PMID: 11904357.

(7) Hartwig A. Cadmium and cancer. Met Ions Life Sci. 2013;11:491-507. doi: 10.1007/978-94-007-5179-8_15. PMID: 23430782.

(8) Flora G, Gupta D, Tiwari A. Toxicity of lead: A review with recent updates. Interdiscip Toxicol. 2012 Jun;5(2):47-58. doi: 10.2478/v10102-012-0009-2. PMID: 23118587; PMCID: PMC3485653.

(9) Rankin CW, Nriagu JO, Aggarwal JK, Arowolo TA, Adebayo K, Flegal AR. Lead contamination in cocoa and cocoa products: isotopic evidence of global contamination. Environ Health Perspect. 2005 Oct;113(10):1344-8. doi: 10.1289/ehp.8009. PMID: 16203244; PMCID: PMC1281277.

(22) Schmitt B, Vicenzi M, Garrel C, Denis FM. Effects of N-acetylcysteine, oral glutathione (GSH) and a novel sublingual form of GSH on oxidative stress markers: A comparative crossover study. Redox Biol. 2015 Dec;6:198-205. doi: 10.1016/j.redox.2015.07.012. Epub 2015 Jul 29. PMID: 26262996; PMCID: PMC4536296.

(23) Valenzuela A, Aspillaga M, Vial S, Guerra R. Selectivity of silymarin on the increase of the glutathione content in different tissues of the rat. Planta Med. 1989 Oct;55(5):420-2. doi: 10.1055/s-2006-962056. PMID: 2813578.

(24) Zhou Q, Olinescu RM, Kummerow FA. Influence of low magnesium concentrations in the medium on the antioxidant system in cultured human arterial endothelial cells. Magnes Res. 1999 Mar;12(1):19-29. PMID: 10192096.

(25)Zhou Q, Olinescu RM, Kummerow FA. Influence of low magnesium concentrations in the medium on the antioxidant system in cultured human arterial endothelial cells. Magnes Res. 1999 Mar;12(1):19-29. PMID: 10192096.

(32) Soto C, Recoba R, Barrón H, Alvarez C, Favari L. Silymarin increases antioxidant enzymes in alloxan-induced diabetes in rat pancreas. Comp Biochem Physiol C Toxicol Pharmacol. 2003 Nov;136(3):205-12. doi: 10.1016/s1532-0456(03)00214-x. PMID: 14659454.

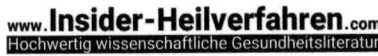

(33) Mohd Fozi NF, Mazlan M, Shuid AN, Isa Naina M. Milk thistle: a future potential anti-osteoporotic and fracture healing agent. Curr Drug Targets. 2013 Dec;14(14):1659-66. doi: 10.2174/13894501113146660222. PMID: 24093748.

(34) Kim JL, Kim YH, Kang MK, Gong JH, Han SJ, Kang YH. Antiosteoclastic activity of milk thistle extract after ovariectomy to suppress estrogen deficiency-induced osteoporosis. Biomed Res Int. 2013;2013:919374. doi: 10.1155/2013/919374. Epub 2013 May 28. PMID: 23781510; PMCID: PMC3678416.

(35) Kim JL, Park SH, Jeong D, Nam JS, Kang YH. Osteogenic activity of silymarin through enhancement of alkaline phosphatase and osteocalcin in osteoblasts and tibia-fractured mice. Exp Biol Med (Maywood). 2012 Apr;237(4):417-28. doi: 10.1258/ebm.2011.011376. Epub 2012 Apr 10. PMID: 22496431.

(36) Zhao ZY, Liang L, Fan X, Yu Z, Hotchkiss AT, Wilk BJ, Eliaz I. The role of modified citrus pectin as an effective chelator of lead in children hospitalized with toxic lead levels. Altern Ther Health Med. 2008 Jul-Aug;14(4):34-8. Erratum in: Altern Ther Health Med. 2008 Nov-Dec;14(6):18. PMID: 18616067.

(37) Eliaz I, Weil E, Wilk B. Integrative medicine and the role of modified citrus pectin/alginates in heavy metal chelation and detoxification--five case reports. Forsch Komplementmed. 2007 Dec;14(6):358-64. doi: 10.1159/000109829. Epub 2007 Dec 12. PMID: 18219211.

(38) Eliaz I, Hotchkiss AT, Fishman ML, Rode D. The effect of modified citrus pectin on urinary excretion of toxic elements. Phytother Res. 2006 Oct;20(10):859-64. doi: 10.1002/ptr.1953. PMID: 16835878.

(43) McRobb L, Handelsman DJ, Heather AK. Androgen-induced progression of arterial calcification in apolipoprotein E-null mice is uncoupled from plaque growth and lipid levels. Endocrinology. 2009 Feb;150(2):841-8. doi: 10.1210/en.2008-0760. Epub 2008 Oct 16. PMID: 19176322.

(46) Hruby A, O'Donnell CJ, Jacques PF, Meigs JB, Hoffmann U, McKeown NM. Magnesium intake is inversely associated with coronary artery calcification: the Framingham Heart Study. JACC Cardiovasc Imaging. 2014 Jan;7(1):59-69. doi: 10.1016/j.jcmg.2013.10.006. Epub 2013 Nov 27. PMID: 24290571; PMCID: PMC3957229.

(47) Steidl L, Ditmar R. Soft tissue calcification treated with local and oral magnesium therapy. Magnes Res. 1990 Jun;3(2):113-9. PMID: 2133625.

(48) Coudray C, Rambeau M, Feillet-Coudray C, Gueux E, Tressol JC, Mazur A, Rayssiguier Y. Study of magnesium bioavailability from ten organic and inorganic Mg salts in Mg-depleted rats using a stable isotope approach. Magnes Res. 2005 Dec;18(4):215-23. PMID: 16548135.

(49) Firoz M, Graber M. Bioavailability of US commercial magnesium preparations. Magnes Res. 2001 Dec;14(4):257-62. PMID: 11794633.

(50) Verhas M, de la Guéronnière V, Grognet JM, Paternot J, Hermanne A, Van den Winkel P, Gheldof R, Martin P, Fantino M, Rayssiguier Y. Magnesium bioavailability from mineral water. A study in adult men. Eur J Clin Nutr. 2002 May;56(5):442-7. doi: 10.1038/sj.ejcn.1601333. PMID: 12001016.

(51) Walker AF, Marakis G, Christie S, Byng M. Mg citrate found more bioavailable than other Mg preparations in a randomised, double-blind study. Magnes Res. 2003 Sep;16(3):183-91. PMID: 14596323.

(52) Lindberg JS, Zobitz MM, Poindexter JR, Pak CY. Magnesium bioavailability from magnesium citrate and magnesium oxide. J Am Coll Nutr. 1990 Feb;9(1):48-55. doi: 10.1080/07315724.1990.10720349. PMID: 2407766.

(53) Stendig-Lindberg G, Tepper R, Leichter I. Trabecular bone density in a two year controlled trial of peroral magnesium in osteoporosis. Magnes Res. 1993 Jun;6(2):155-63. PMID: 8274361.

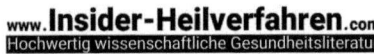

(54) Yamaguchi M. Role of nutritional zinc in the prevention of osteoporosis. Mol Cell Biochem. 2010 May;338(1-2):241-54. doi: 10.1007/s11010-009-0358-0. Epub 2009 Dec 25. PMID: 20035439.

(55) Atik OS. Zinc and senile osteoporosis. J Am Geriatr Soc. 1983 Dec;31(12):790-1. doi: 10.1111/j.1532-5415.1983.tb03400.x. PMID: 6655182.

(57) Woolley DW. SYNTHESIS OF INOSITOL IN MICE. J Exp Med. 1942 Mar 1;75(3):277-84. doi: 10.1084/jem.75.3.277. PMID: 19871182; PMCID: PMC2135247.

(58) Grases F, Sanchis P, Perello J, Isern B, Prieto RM, Fernandez-Palomeque C, Fiol M, Bonnin O, Torres JJ. Phytate (Myo-inositol hexakisphosphate) inhibits cardiovascular calcifications in rats. Front Biosci. 2006 Jan 1;11:136-42. doi: 10.2741/1786. PMID: 16146720.

(59) Grases F, Perelló J, Prieto RM, Simonet BM, Torres JJ. Dietary myo-inositol hexaphosphate prevents dystrophic calcifications in soft tissues: a pilot study in Wistar rats. Life Sci. 2004 May 21;75(1):11-9. doi: 10.1016/j.lfs.2003.11.030. PMID: 15102518.

(60) Grases F, Sanchis P, Perello J, Isern B, Prieto RM, Fernandez-Palomeque C, Saus C. Phytate reduces age-related cardiovascular calcification. Front Biosci. 2008 May 1;13:7115-22. doi: 10.2741/3214. PMID: 18508720.

(61) Grases F, Perelló J, Isern B, Prieto RM. Study of a myo-inositol hexaphosphate-based cream to prevent dystrophic calcinosis cutis. Br J Dermatol. 2005 May;152(5):1022-5. doi: 10.1111/j.1365-2133.2005.06382.x. PMID: 15888163.

(61.2): Carlomagno G, Unfer V. Inositol safety: clinical evidences. Eur Rev Med Pharmacol Sci. 2011 Aug;15(8):931-6. PMID: 21845803.

(62) Shimomura A, Matsui I, Hamano T, Ishimoto T, Katou Y, Takehana K, Inoue K, Kusunoki Y, Mori D, Nakano C, Obi Y, Fujii N, Takabatake Y, Nakano T, Tsubakihara Y, Isaka Y, Rakugi H. Dietary L-lysine prevents arterial calcification in adenine-induced uremic rats. J Am Soc Nephrol. 2014 Sep;25(9):1954-65. doi: 10.1681/ASN.2013090967. Epub 2014 Mar 20. PMID: 24652795; PMCID: PMC4147981.

(63) Koul PA, Ahmad SH, Ahmad F, Jan RA, Shah SU, Khan UH. Vitamin d toxicity in adults: a case series from an area with endemic hypovitaminosis d. Oman Med J. 2011 May;26(3):201-4. doi: 10.5001/omj.2011.49. PMID: 22043417; PMCID: PMC3191699.

(64) Prynne CJ, Thane CW, Prentice A, Wadsworth ME. Intake and sources of phylloquinone (vitamin K(1)) in 4-year-old British children: comparison between 1950 and the 1990s. Public Health Nutr. 2005 Apr;8(2):171-80. doi: 10.1079/phn2004674. PMID: 15877910.

(65) Li K, Kaaks R, Linseisen J, Rohrmann S. Associations of dietary calcium intake and calcium supplementation with myocardial infarction and stroke risk and overall cardiovascular mortality in the Heidelberg cohort of the European Prospective Investigation into Cancer and Nutrition study (EPIC-Heidelberg). Heart. 2012 Jun;98(12):920-5. doi: 10.1136/heartjnl-2011-301345. PMID: 22626900.

(66) Schurgers LJ, Spronk HM, Soute BA, Schiffers PM, DeMey JG, Vermeer C. Regression of warfarin-induced medial elastocalcinosis by high intake of vitamin K in rats. Blood. 2007 Apr 1;109(7):2823-31. doi: 10.1182/blood-2006-07-035345. PMID: 17138823.

(69) Humphrey LL, Fu R, Rogers K, Freeman M, Helfand M. Homocysteine level and coronary heart disease incidence: a systematic review and meta-analysis. Mayo Clin Proc. 2008 Nov;83(11):1203-12. doi: 10.4065/83.11.1203. PMID: 18990318.

(70) Zhang J, Motyl KJ, Irwin R, MacDougald OA, Britton RA, McCabe LR. Loss of Bone and Wnt10b Expression in Male Type 1 Diabetic Mice Is Blocked by the Probiotic Lactobacillus reuteri. Endocrinology. 2015 Sep;156(9):3169-82. doi: 10.1210/EN.2015-1308. Epub 2015 Jul 2. PMID: 26135835; PMCID: PMC4541610.

(72) McCabe LR, Irwin R, Schaefer L, Britton RA. Probiotic use decreases intestinal inflammation and increases bone density in healthy male but not female mice. J Cell Physiol. 2013 Aug;228(8):1793-8. doi: 10.1002/jcp.24340. PMID: 23389860; PMCID: PMC4091780.

(73) Derakhshanian H, Djalali M, Djazayery A, Nourijelyani K, Ghadbeigi S, Pishva H, Saedisomeolia A, Bahremand A, Dehpour AR. Quercetin prevents experimental glucocorticoid-induced osteoporosis: a comparative study with alendronate. Can J Physiol Pharmacol. 2013 May;91(5):380-5. doi: 10.1139/cjpp-2012-0190. Epub 2013 Jan 22. PMID: 23656499.

(74) McAnlis GT, McEneny J, Pearce J, Young IS. Absorption and antioxidant effects of quercetin from onions, in man. Eur J Clin Nutr. 1999 Feb;53(2):92-6. doi: 10.1038/sj.ejcn.1600682. PMID: 10099940.

(75) Nishimuro H, Ohnishi H, Sato M, Ohnishi-Kameyama M, Matsunaga I, Naito S, Ippoushi K, Oike H, Nagata T, Akasaka H, Saitoh S, Shimamoto K, Kobori M. Estimated daily intake and seasonal food sources of quercetin in Japan. Nutrients. 2015 Apr 2;7(4):2345-58. doi: 10.3390/nu7042345. PMID: 25849945; PMCID: PMC4425148.

(76) Strain JJ. A reassessment of diet and osteoporosis--possible role for copper. Med Hypotheses. 1988 Dec;27(4):333-8. doi: 10.1016/0306-9877(88)90016-3. PMID: 3067062.

(77) Körper Jod-Status bei Frauen mit postmenopausaler Osteoporose. https://journals.lww.com/menopausejournal/Abstract/2018/03000/Body_iodine_status_in_women_with_postmenopausal.12.aspx

(78) Beukhof CM, Medici M, van den Beld AW, Hollenbach B, Hoeg A, Visser WE, de Herder WW, Visser TJ, Schomburg L, Peeters RP. Selenium Status Is Positively Associated with Bone Mineral Density in Healthy Aging European Men. PLoS One. 2016 Apr 7;11(4):e0152748. doi: 10.1371/journal.pone.0152748. PMID: 27055238; PMCID: PMC4824523.

(79) Dreher I, Schütze N, Baur A, Hesse K, Schneider D, Köhrle J, Jakob F. Selenoproteins are expressed in fetal human osteoblast-like cells. Biochem Biophys Res Commun. 1998 Apr 7;245(1):101-7. doi: 10.1006/bbrc.1998.8393. PMID: 9535791.

(80) Sendur OF, Turan Y, Tastaban E, Serter M. Antioxidant status in patients with osteoporosis: a controlled study. Joint Bone Spine. 2009 Oct;76(5):514-8. doi: 10.1016/j.jbspin.2009.02.005. Epub 2009 May 21. PMID: 19464221.

(81) Bor in Lebensmitteln: https://www.researchgate.net/profile/Samir_Samman/publication/14255184_The_boron_content_of_selected_foods_and_the_estimation_of_its_daily_intake_among_free-living_subjects/links/54abaa8c0cf2ce2df668ea0d.pdf

(82) Devirian TA, Volpe SL. The physiological effects of dietary boron. Crit Rev Food Sci Nutr. 2003;43(2):219-31. doi: 10.1080/10408690390826491. PMID: 12705642.

(83) Miljkovic D, Miljkovic N, McCarty MF. Up-regulatory impact of boron on vitamin D function -- does it reflect inhibition of 24-hydroxylase? Med Hypotheses. 2004;63(6):1054-6. doi: 10.1016/j.mehy.2003.12.053. PMID: 15504575.

(84) Nielsen FH, Hunt CD, Mullen LM, Hunt JR. Effect of dietary boron on mineral, estrogen, and testosterone metabolism in postmenopausal women. FASEB J. 1987 Nov;1(5):394-7. PMID: 3678698.

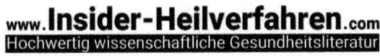

(85) Nielsen FH. Is boron nutritionally relevant? Nutr Rev. 2008 Apr;66(4):183-91. doi: 10.1111/j.1753-4887.2008.00023.x. PMID: 18366532.

(86) Kishi M, Fukaya M, Tsukamoto Y, Nagasawa T, Takehana K, Nishizawa N. Enhancing effect of dietary vinegar on the intestinal absorption of calcium in ovariectomized rats. Biosci Biotechnol Biochem. 1999 May;63(5):905-10. doi: 10.1271/bbb.63.905. PMID: 10380633.

(87) Qu X, He Z, Qiao H, Zhai Z, Mao Z, Yu Z, Dai K. Serum copper levels are associated with bone mineral density and total fracture. J Orthop Translat. 2018 May 31;14:34-44. doi: 10.1016/j.jot.2018.05.001. PMID: 30035031; PMCID: PMC6034109.

(200) Zhu K, Devine A, Prince RL. The effects of high potassium consumption on bone mineral density in a prospective cohort study of elderly postmenopausal women. Osteoporos Int. 2009 Feb;20(2):335-40. doi: 10.1007/s00198-008-0666-3. Epub 2008 Jun 25. PMID: 18575949.

(201) Heaney RP. Role of dietary sodium in osteoporosis. J Am Coll Nutr. 2006 Jun;25(3 Suppl):271S-276S. doi: 10.1080/07315724.2006.10719577. PMID: 16772639.

(202) Kruger MC, Horrobin DF. Calcium metabolism, osteoporosis and essential fatty acids: a review. Prog Lipid Res. 1997 Sep;36(2-3):131-51. doi: 10.1016/s0163-7827(97)00007-6. PMID: 9624425.

(203) Burgess NA, Reynolds TM, Williams N, Pathy A, Smith S. Evaluation of four animal models of intrarenal calcium deposition and assessment of the influence of dietary supplementation with essential fatty acids on calcification. Urol Res. 1995;23(4):239-42. doi: 10.1007/BF00393305. PMID: 8533210.

(204) Ratio of n-6 to n-3 fatty acids and bone mineral density in older adults: the Rancho Bernardo Study
http://ajcn.nutrition.org/content/81/4/934.full

(205) Manolagas SC. From estrogen-centric to aging and oxidative stress: a revised perspective of the pathogenesis of osteoporosis. Endocr Rev. 2010 Jun;31(3):266-300. doi: 10.1210/er.2009-0024. Epub 2010 Jan 5. PMID: 20051526; PMCID: PMC3365845.

(206) Hoeg A, Gogakos A, Murphy E, Mueller S, Köhrle J, Reid DM, Glüer CC, Felsenberg D, Roux C, Eastell R, Schomburg L, Williams GR. Bone turnover and bone mineral density are independently related to selenium status in healthy euthyroid postmenopausal women. J Clin Endocrinol Metab. 2012 Nov;97(11):4061-70. doi: 10.1210/jc.2012-2121. Epub 2012 Aug 17. PMID: 22904175.

(207) Naghii MR, Mofid M, Asgari AR, Hedayati M, Daneshpour MS. Comparative effects of daily and weekly boron supplementation on plasma steroid hormones and proinflammatory cytokines. J Trace Elem Med Biol. 2011 Jan;25(1):54-8. doi: 10.1016/j.jtemb.2010.10.001. Epub 2010 Dec 3. PMID: 21129941.

(208) Pizzorno L. Nothing Boring About Boron. Integr Med (Encinitas). 2015 Aug;14(4):35-48. PMID: 26770156; PMCID: PMC4712861.

(209) Meesters DM, Hannemann PF, van Eijk HM, Schriebl VT, Brink PR, Poeze M, Wijnands KA. Enhancement of fracture healing after citrulline supplementation in mice. Eur Cell Mater. 2020 Mar 20;39:183-192. doi: 10.22203/eCM.v039a12. PMID: 32195554.

(210) Zhou X, Wang Z, Ni Y, Yu Y, Wang G, Chen L. Suppression effect of N-acetylcysteine on bone loss in ovariectomized mice. Am J Transl Res. 2020 Mar 15;12(3):731-742. PMID: 32269708; PMCID: PMC7137068.

(211) Ji H, Liu Y, Zhao X, Zhang M. N-acetyl-L-cysteine enhances the osteogenic differentiation and inhibits the adipogenic differentiation through up regulation of Wnt 5a and down regulation of PPARG in bone marrow stromal cells. Biomed Pharmacother. 2011 Aug;65(5):369-74. doi: 10.1016/j.biopha.2011.04.020. Epub 2011 Jun 12. PMID: 21775089.

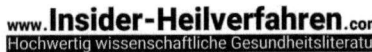

(212) Hooshmand S, Arjmandi BH. Viewpoint: dried plum, an emerging functional food that may effectively improve bone health. Ageing Res Rev. 2009 Apr;8(2):122-7. doi: 10.1016/j.arr.2009.01.002. PMID: 19274852.

(213) Yang K, Qiu X, Cao L, Qiu S. The role of melatonin in the development of postmenopausal osteoporosis. Front Pharmacol. 2022 Oct 7;13:975181. doi: 10.3389/fphar.2022.975181. PMID: 36278157; PMCID: PMC9585202.

(214) Zhao Y, Shao G, Liu X, Li Z. Assessment of the Therapeutic Potential of Melatonin for the Treatment of Osteoporosis Through a Narrative Review of Its Signaling and Preclinical and Clinical Studies. Front Pharmacol. 2022 May 11;13:866625. doi: 10.3389/fphar.2022.866625. PMID: 35645810; PMCID: PMC9130700.

(215) Facchini DM, Yuen VG, Battell ML, McNeill JH, Grynpas MD. The effects of vanadium treatment on bone in diabetic and non-diabetic rats. Bone. 2006 Mar;38(3):368-77. doi: 10.1016/j.bone.2005.08.015. Epub 2005 Oct 26. PMID: 16256449.

(216) Chin KY, Ima-Nirwana S. The biological effects of tocotrienol on bone: a review on evidence from rodent models. Drug Des Devel Ther. 2015 Apr 8;9:2049-61. doi: 10.2147/DDDT.S79660. PMID: 25897211; PMCID: PMC4396581.

(217) Shen CL, Klein A, Chin KY, Mo H, Tsai P, Yang RS, Chyu MC, Ima-Nirwana S. Tocotrienols for bone health: a translational approach. Ann N Y Acad Sci. 2017 Aug;1401(1):150-165. doi: 10.1111/nyas.13449. PMID: 28891093.

(218) Ekeuku SO, Mohd Ramli ES, Abdullah Sani N, Abd Ghafar N, Soelaiman IN, Chin KY. Tocotrienol as a Protecting Agent against Glucocorticoid-Induced Osteoporosis: A Mini Review of Potential Mechanisms. Molecules. 2022 Sep 9;27(18):5862. doi: 10.3390/molecules27185862. PMID: 36144598; PMCID: PMC9506150.

(219) Ceylan MN, Akdas S, Yazihan N. Is Zinc an Important Trace Element on Bone-Related Diseases and Complications? A Meta-analysis and Systematic Review from Serum Level, Dietary Intake, and Supplementation Aspects. Biol Trace Elem Res. 2021 Feb;199(2):535-549. doi: 10.1007/s12011-020-02193-w. Epub 2020 May 25. PMID: 32451694.

(220) Yamaguchi M. Role of nutritional zinc in the prevention of osteoporosis. Mol Cell Biochem. 2010 May;338(1-2):241-54. doi: 10.1007/s11010-009-0358-0. Epub 2009 Dec 25. PMID: 20035439.

(221) Malmir H, Shab-Bidar S, Djafarian K. Vitamin C intake in relation to bone mineral density and risk of hip fracture and osteoporosis: a systematic review and meta-analysis of observational studies. Br J Nutr. 2018 Apr;119(8):847-858. doi: 10.1017/S0007114518000430. PMID: 29644950.

(222) Fan Y, Ni S, Zhang H. Associations of Copper Intake with Bone Mineral Density and Osteoporosis in Adults: Data from the National Health and Nutrition Examination Survey. Biol Trace Elem Res. 2022 May;200(5):2062-2068. doi: 10.1007/s12011-021-02845-5. Epub 2021 Jul 20. PMID: 34283365.

(223) Peng S, Zhang G, Wang D. Association of selenium intake with bone mineral density and osteoporosis: the national health and nutrition examination survey. Front Endocrinol (Lausanne). 2023 Sep 29;14:1251838. doi: 10.3389/fendo.2023.1251838. PMID: 37842299; PMCID: PMC10571132.

(224) Kim JL, Kim YH, Kang MK, Gong JH, Han SJ, Kang YH. Antiosteoclastic activity of milk thistle extract after ovariectomy to suppress estrogen deficiency-induced osteoporosis. Biomed Res Int. 2013;2013:919374. doi: 10.1155/2013/919374. Epub 2013 May 28. PMID: 23781510; PMCID: PMC3678416.

(225) Mohd Fozi NF, Mazlan M, Shuid AN, Isa Naina M. Milk thistle: a future potential anti-osteoporotic and fracture healing agent. Curr Drug Targets. 2013 Dec;14(14):1659-66. doi: 10.2174/13894501113146660222. PMID: 24093748.

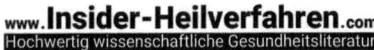

(226) Li GF, Gao Y, Weinberg ED, Huang X, Xu YJ. Role of Iron Accumulation in Osteoporosis and the Underlying Mechanisms. Curr Med Sci. 2023 Aug;43(4):647-654. doi: 10.1007/s11596-023-2764-z. Epub 2023 Jun 16. PMID: 37326889.

(227) Ham JR, Lee HI, Choi RY, Ryu HS, Yee ST, Kang KY, Lee MK. Heshouwu (Polygonum multiflorum Thunb.) Extract Attenuates Bone Loss in Diabetic Mice. Prev Nutr Food Sci. 2019 Jun;24(2):121-127. doi: 10.3746/pnf.2019.24.2.121. Epub 2019 Jun 30. PMID: 31328115; PMCID: PMC6615354.

(228) Lucinda LM, Vieira BJ, Oliveira TT, Sá RC, Peters VM, Reis JE, Guerra MO. Evidences of osteoporosis improvement in Wistar rats treated with Ginkgo biloba extract: a histomorphometric study of mandible and femur. Fitoterapia. 2010 Dec;81(8):982-7. doi: 10.1016/j.fitote.2010.06.014. Epub 2010 Jun 25. PMID: 20600689.

(229) Lucinda LMF, Aarestrup BJV, Reboredo MM, Pains TDA, Chaves RZ, Reis JEP, Louzada MJQ, Guerra MO. Evaluation of the anti-osteoporotic effect of Ginkgo biloba L. in Wistar rats with glucocorticoid-induced-osteoporosis by bone densitometry using dual-energy x-ray absorptiometry (DEXA) and mechanical testing. An Acad Bras Cienc. 2017 Oct-Dec;89(4):2833-2841. doi: 10.1590/0001-3765201720160479. Epub 2017 Oct 16. PMID: 29044313.

(230) Kitsuda Y, Wada T, Noma H, Osaki M, Hagino H. Impact of high-load resistance training on bone mineral density in osteoporosis and osteopenia: a meta-analysis. J Bone Miner Metab. 2021 Sep;39(5):787-803. doi: 10.1007/s00774-021-01218-1. Epub 2021 Apr 13. PMID: 33851269.

(231) Hwang JH, Park YS, Kim HS, Kim DH, Lee SH, Lee CH, Lee SH, Kim JE, Lee S, Kim HM, Kim HW, Kim J, Seo W, Kwon HJ, Song BJ, Kim DK, Baek MC, Cho YE. Yam-derived exosome-like nanovesicles stimulate osteoblast formation and prevent osteoporosis in mice. J Control Release. 2023 Mar;355:184-198. doi: 10.1016/j.jconrel.2023.01.071. Epub 2023 Feb 6. PMID: 36736431.

(232) Zhang ZB, Yang QT. The testosterone mimetic properties of icariin. Asian J Androl. 2006 Sep;8(5):601-5. doi: 10.1111/j.1745-7262.2006.00197.x. Epub 2006 Jun 5. PMID: 16751992.

(233) Yang L, Lu D, Guo J, Meng X, Zhang G, Wang F. Icariin from Epimedium brevicornum Maxim promotes the biosynthesis of estrogen by aromatase (CYP19). J Ethnopharmacol. 2013 Feb 13;145(3):715-21. doi: 10.1016/j.jep.2012.11.031. Epub 2012 Dec 20. PMID: 23261485.

(234) Zhang G, Qin L, Shi Y. Epimedium-derived phytoestrogen flavonoids exert beneficial effect on preventing bone loss in late postmenopausal women: a 24-month randomized, double-blind and placebo-controlled trial. J Bone Miner Res. 2007 Jul;22(7):1072-9. doi: 10.1359/jbmr.070405. PMID: 17419678.

(235) Deng TT, Ding WY, Lu XX, Zhang QH, Du JX, Wang LJ, Yang MN, Yin Y, Liu FJ. Pharmacological and mechanistic aspects of quercetin in osteoporosis. Front Pharmacol. 2024 Jan 25;15:1338951. doi: 10.3389/fphar.2024.1338951. PMID: 38333006; PMCID: PMC10851760.

(236) Heo J, Kim M, Kim JH, Shin H, Lim SE, Jung HS, Sohn Y, Ku J. Effect of Taraxaci Herba on Bone Loss in an OVX-Induced Model through the Regulation of Osteoclast Differentiation. Nutrients. 2022 Oct 18;14(20):4354. doi: 10.3390/nu14204354. PMID: 36297038; PMCID: PMC9609713.

(237) Seigner J, Junker-Samek M, Plaza A, D'Urso G, Masullo M, Piacente S, Holper-Schichl YM, de Martin R. A Symphytum officinale Root Extract Exerts Anti-inflammatory Properties by Affecting Two Distinct Steps of NF-κB Signaling. Front Pharmacol. 2019 Apr 26;10:289. doi: 10.3389/fphar.2019.00289. PMID: 31105555; PMCID: PMC6498879.

(238) Smith DB, Jacobson BH. Effect of a blend of comfrey root extract (Symphytum officinale L.) and tannic acid creams in the treatment of osteoarthritis of the knee: randomized, placebo-controlled, double-blind, multiclinical trials. J Chiropr Med. 2011 Sep;10(3):147-56. doi: 10.1016/j.jcm.2011.01.003. Epub 2011 Jul 22. PMID: 22014903; PMCID: PMC3259911.

(239) Dey D, Jingar P, Agrawal S, Shrivastava V, Bhattacharya A, Manhas J, Garg B, Ansari MT, Mridha AR, Sreenivas V, Khurana A, Sen S. Symphytum officinale augments osteogenesis in human bone marrow-derived mesenchymal stem cells in vitro as they differentiate into osteoblasts. J Ethnopharmacol. 2020 Feb 10;248:112329. doi: 10.1016/j.jep.2019.112329. Epub 2019 Oct 28. PMID: 31672526.

(240) Jang AR, Lee YJ, Kim DY, Lee TS, Jung DH, Kim YJ, Seo IS, Ahn JH, Song EJ, Oh J, Li A, Song S, Kim HS, Kang MJ, Seo Y, Cho JY, Park JH. Water Extract of Desalted Salicornia europaea Inhibits RANKL-Induced Osteoclast Differentiation and Prevents Bone Loss in Ovariectomized Mice. Nutrients. 2023 Nov 30;15(23):4968. doi: 10.3390/nu15234968. PMID: 38068826; PMCID: PMC10708358.

(241) Arbabzadegan N, Moghadamnia AA, Kazemi S, Nozari F, Moudi E, Haghanifar S. Effect of equisetum arvense extract on bone mineral density in Wistar rats via digital radiography. Caspian J Intern Med. 2019 Spring;10(2):176-182. doi: 10.22088/cjim.10.2.176. PMID: 31363396; PMCID: PMC6619477.

(242) Salvadori L, Paiella M, Castiglioni B, Belladonna ML, Manenti T, Ercolani C, Cornioli L, Clemente N, Scircoli A, Sardella R, Tensi L, Astolfi A, Barreca ML, Chiappalupi S, Gentili G, Bosetti M, Sorci G, Filigheddu N, Riuzzi F. Equisetum arvense standardized dried extract hinders age-related osteosarcopenia. Biomed Pharmacother. 2024 May;174:116517. doi: 10.1016/j.biopha.2024.116517. Epub 2024 Apr 3. PMID: 38574619.

(243) Kotwal SD, Badole SR. Anabolic therapy with Equisetum arvense along with bone mineralising nutrients in ovariectomized rat model of osteoporosis. Indian J Pharmacol. 2016 May-Jun;48(3):312-5. doi: 10.4103/0253-7613.182880. PMID: 27298503; PMCID: PMC4900006.

(244) Occhiuto F, Pasquale RD, Guglielmo G, Palumbo DR, Zangla G, Samperi S, Renzo A, Circosta C. Effects of phytoestrogenic isoflavones from red clover (Trifolium pratense L.) on experimental osteoporosis. Phytother Res. 2007 Feb;21(2):130-4. doi: 10.1002/ptr.2037. PMID: 17117453.

(245) Thorup AC, Lambert MN, Kahr HS, Bjerre M, Jeppesen PB. Intake of Novel Red Clover Supplementation for 12 Weeks Improves Bone Status in Healthy Menopausal Women. Evid Based Complement Alternat Med. 2015;2015:689138. doi: 10.1155/2015/689138. Epub 2015 Jul 21. PMID: 26265926; PMCID: PMC4523657.

(246) Wei P, Liu M, Chen Y, Chen DC. Systematic review of soy isoflavone supplements on osteoporosis in women. Asian Pac J Trop Med. 2012 Mar;5(3):243-8. doi: 10.1016/S1995-7645(12)60033-9. PMID: 22305793.

(247) Akhlaghi M, Ghasemi Nasab M, Riasatian M, Sadeghi F. Soy isoflavones prevent bone resorption and loss, a systematic review and meta-analysis of randomized controlled trials. Crit Rev Food Sci Nutr. 2020;60(14):2327-2341. doi: 10.1080/10408398.2019.1635078. Epub 2019 Jul 10. PMID: 31290343.

(248) Azmy Abd El-Motelp B, Tarek Ebrahim M, Khairy Mohamed H. Salvia officinalis Extract and 17β-Estradiol Suppresses Ovariectomy Induced Osteoporosis in Female Rats. Pak J Biol Sci. 2021 Jan;24(3):434-444. doi: 10.3923/pjbs.2021.434.444. PMID: 34486329.

(249) Arooj A, Rabail R, Naeem M, Goksen G, Xu B, Aadil RM. A comprehensive review of the bioactive components of sesame seeds and their impact on bone health issues in postmenopausal women. Food Funct. 2023 Jun 6;14(11):4966-4980. doi: 10.1039/d3fo00531c. PMID: 37212033.

(250) Ma ZP, Zhang ZF, Yang YF, Yang Y. Sesamin Promotes Osteoblastic Differentiation and Protects Rats from Osteoporosis. Med Sci Monit. 2019 Jul 17;25:5312-5320. doi: 10.12659/MSM.915529. PMID: 31314750; PMCID: PMC6659468.

(251) Feng P, Shu S, Zhao F. Anti-osteoporosis Effect of Fisetin against Ovariectomy Induced Osteoporosis in Rats: In silico, in vitro and in vivo Activity. J Oleo Sci. 2022;71(1):105-118. doi: 10.5650/jos.ess21252. Erratum in: J Oleo Sci. 2022;71(6):933. doi: 10.5650/jos.ess21252e. PMID: 35013033.

(252) Liu Y, You M, Shen J, Xu Y, Li L, Wang D, Yang Y. Allicin Reversed the Process of Frailty in Aging Male Fischer 344 Rats With Osteoporosis. J Gerontol A Biol Sci Med Sci. 2020 Apr 17;75(5):821-825. doi: 10.1093/gerona/glz205. PMID: 31541608; PMCID: PMC7164536.

(253) Mukherjee M, Das AS, Das D, Mukherjee S, Mitra S, Mitra C. Role of oil extract of garlic (Allium sativum Linn.) on intestinal transference of calcium and its possible correlation with preservation of skeletal health in an ovariectomized rat model of osteoporosis. Phytother Res. 2006 May;20(5):408-15. doi: 10.1002/ptr.1888. PMID: 16619371.

(254) Lim HS, Lee HH, Kim TH, Lee BR. Relationship between Heavy Metal Exposure and Bone Mineral Density in Korean Adult. J Bone Metab. 2016 Nov;23(4):223-231. doi: 10.11005/jbm.2016.23.4.223. Epub 2016 Nov 30. PMID: 27965944; PMCID: PMC5153379.

(255) Scimeca M, Feola M, Romano L, Rao C, Gasbarra E, Bonanno E, Brandi ML, Tarantino U. Heavy metals accumulation affects bone microarchitecture in osteoporotic patients. Environ Toxicol. 2017 Apr;32(4):1333-1342. doi: 10.1002/tox.22327. Epub 2016 Jul 27. PMID: 27464007.

(256) Zhao ZY, Liang L, Fan X, Yu Z, Hotchkiss AT, Wilk BJ, Eliaz I. The role of modified citrus pectin as an effective chelator of lead in children hospitalized with toxic lead levels. Altern Ther Health Med. 2008 Jul-Aug;14(4):34-8. Erratum in: Altern Ther Health Med. 2008 Nov-Dec;14(6):18. PMID: 18616067.

(257) Eliaz I, Weil E, Wilk B. Integrative medicine and the role of modified citrus pectin/alginates in heavy metal chelation and detoxification--five case reports. Forsch Komplementmed. 2007 Dec;14(6):358-64. doi: 10.1159/000109829. Epub 2007 Dec 12. PMID: 18219211.

(258) Eliaz I, Hotchkiss AT, Fishman ML, Rode D. The effect of modified citrus pectin on urinary excretion of toxic elements. Phytother Res. 2006 Oct;20(10):859-64. doi: 10.1002/ptr.1953. PMID: 16835878.

(259) Massadeh AM, Al-Safi SA, Momani IF, Alomary AA, Jaradat QM, AlKofahi AS. Garlic (Allium sativum L.) as a potential antidote for cadmium and lead intoxication: cadmium and lead distribution and analysis in different mice organs. Biol Trace Elem Res. 2007 Winter;120(1-3):227-34. doi: 10.1007/s12011-007-8017-3. PMID: 17916975.

(260) Chang HS, Ko M, Ishizuka M, Fujita S, Yabuki A, Hossain MA, Yamato O. Sodium 2-propenyl thiosulfate derived from garlic induces phase II detoxification enzymes in rat hepatoma H4IIE cells. Nutr Res. 2010 Jun;30(6):435-40. doi: 10.1016/j.nutres.2010.06.007. PMID: 20650352.

(261) https://europepmc.org/article/med/23752032

(262) Camiolo G, Tibullo D, Giallongo C, Romano A, Parrinello NL, Musumeci G, Di Rosa M, Vicario N, Brundo MV, Amenta F, Ferrante M, Copat C, Avola R, Li Volti G, Salvaggio A, Di Raimondo F, Palumbo GA. α-Lipoic Acid Reduces Iron-induced Toxicity and Oxidative Stress in a Model of Iron Overload. Int J Mol Sci. 2019 Jan 31;20(3):609. doi: 10.3390/ijms20030609. PMID: 30708965; PMCID: PMC6387298.

(263) https://link.springer.com/article/10.1007/s11011-017-9996-1

(264) Li, Yu-feng et al. "Organic selenium supplementation increases mercury excretion and decreases oxidative damage in long-term mercury-exposed residents from Wanshan, China." Environmental science & technology 46 20 (2012): 11313-8 .

(265) Grosicki A. Influence of vitamin C on cadmium absorption and distribution in rats. J Trace Elem Med Biol. 2004;18(2):183-7. doi: 10.1016/j.jtemb.2004.06.003. PMID: 15646266.

(300) Xu P, Hu WB, Guo X, Zhang YG, Li YF, Yao JF, Cai QK. [Therapeutic effect of dietary boron supplement on retinoic acid-induced osteoporosis in rats]. Nan Fang Yi Ke Da Xue Xue Bao. 2006 Dec;26(12):1785-8. Chinese. PMID: 17259120.

(301) Dessordi R, Spirlandeli AL, Zamarioli A, Volpon JB, Navarro AM. Boron supplementation improves bone health of non-obese diabetic mice. J Trace Elem Med Biol. 2017 Jan;39:169-175. doi: 10.1016/j.jtemb.2016.09.011. Epub 2016 Oct 1. PMID: 27908411.

(302) Gallagher JC. Sodas and colas are associated with an increase in fractures. Menopause. 2019 Nov;26(11):1229-1231. doi: 10.1097/GME.0000000000001439. PMID: 31592874; PMCID: PMC6832823.

(400) Jugdaohsingh R, Anderson SH, Tucker KL, Elliott H, Kiel DP, Thompson RP, Powell JJ. Dietary silicon intake and absorption. Am J Clin Nutr. 2002 May;75(5):887-93. doi: 10.1093/ajcn/75.5.887. PMID: 11976163.

(401) Calomme M, Geusens P, Demeester N, Behets GJ, D'Haese P, Sindambiwe JB, Van Hoof V, Vanden Berghe D. Partial prevention of long-term femoral bone loss in aged ovariectomized rats supplemented with choline-stabilized orthosilicic acid. Calcif Tissue Int. 2006 Apr;78(4):227-32. doi: 10.1007/s00223-005-0288-0. Epub 2006 Apr 13. PMID: 16604283.

(402) Moreno-Reyes R, Egrise D, Nève J, Pasteels JL, Schoutens A. Selenium deficiency-induced growth retardation is associated with an impaired bone metabolism and osteopenia. J Bone Miner Res. 2001 Aug;16(8):1556-63. doi: 10.1359/jbmr.2001.16.8.1556. PMID: 11499879.

(403) Lim HS, Lee HH, Kim TH, Lee BR. Relationship between Heavy Metal Exposure and Bone Mineral Density in Korean Adult. J Bone Metab. 2016 Nov;23(4):223-231. doi: 10.11005/jbm.2016.23.4.223. Epub 2016 Nov 30. PMID: 27965944; PMCID: PMC5153379.

(404) Staessen JA, Roels HA, Emelianov D, Kuznetsova T, Thijs L, Vangronsveld J, Fagard R. Environmental exposure to cadmium, forearm bone density, and risk of fractures: prospective population study. Public Health and Environmental Exposure to Cadmium (PheeCad) Study Group. Lancet. 1999 Apr 3;353(9159):1140-4. doi: 10.1016/s0140-6736(98)09356-8. PMID: 10209978.

(405) Scimeca M, Feola M, Romano L, Rao C, Gasbarra E, Bonanno E, Brandi ML, Tarantino U. Heavy metals accumulation affects bone microarchitecture in osteoporotic patients. Environ Toxicol. 2017 Apr;32(4):1333-1342. doi: 10.1002/tox.22327. Epub 2016 Jul 27. PMID: 27464007.

(406) Grosicki A. Influence of vitamin C on cadmium absorption and distribution in rats. J Trace Elem Med Biol. 2004;18(2):183-7. doi: 10.1016/j.jtemb.2004.06.003. PMID: 15646266.

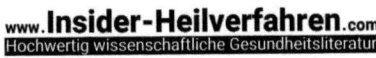

(407) Choi HK, Kim GJ, Yoo HS, Song DH, Chung KH, Lee KJ, Koo YT, An JH. Vitamin C Activates Osteoblastogenesis and Inhibits Osteoclastogenesis via Wnt/β-Catenin/ATF4 Signaling Pathways. Nutrients. 2019 Feb 27;11(3):506. doi: 10.3390/nu11030506. PMID: 30818817; PMCID: PMC6471534.

(408) Guarnieri S, Riso P, Porrini M. Orange juice vs vitamin C: effect on hydrogen peroxide-induced DNA damage in mononuclear blood cells. Br J Nutr. 2007 Apr;97(4):639-43. doi: 10.1017/S0007114507657948. PMID: 17349075.

(409) Morton DJ, Barrett-Connor EL, Schneider DL. Vitamin C supplement use and bone mineral density in postmenopausal women. J Bone Miner Res. 2001 Jan;16(1):135-40. doi: 10.1359/jbmr.2001.16.1.135. PMID: 11149477.

(410) Anabole und antiresorptive Modulation der Knochenhomöostase durch den epigenetischen Modulator Sulforaphan, ein natürlich vorkommendes Isothiocyanat https://linkinghub.elsevier.com/retrieve/pii/S0021-9258(20)42933-3

(411) Ginsenosid Rh2 hemmt die Osteoklastogenese durch Herunterregulierung von NF-κB, NFATc1 und c-Fos https://linkinghub.elsevier.com/retrieve/pii/S8756-3282(12)00740-5

(412) Dawson-Hughes B, Harris SS, Palermo NJ, Castaneda-Sceppa C, Rasmussen HM, Dallal GE. Treatment with potassium bicarbonate lowers calcium excretion and bone resorption in older men and women. J Clin Endocrinol Metab. 2009 Jan;94(1):96-102. doi: 10.1210/jc.2008-1662. Epub 2008 Oct 21. PMID: 18940881; PMCID: PMC2630872.

(500) Ebesunun MO, Umahoin KO, Alonge TO, Adebusoye LA. Plasma homocysteine, B vitamins and bone mineral density in osteoporosis: a possible risk for bone fracture. Afr J Med Med Sci. 2014 Mar;43(1):41-7. PMID: 25335377.

(501) Herrmann M, Widmann T, Herrmann W. Homocysteine--a newly recognised risk factor for osteoporosis. Clin Chem Lab Med. 2005;43(10):1111-7. doi: 10.1515/CCLM.2005.194. PMID: 16197307.

(502) Tyagi N, Kandel M, Munjal C, Qipshidze N, Vacek JC, Pushpakumar SB, Metreveli N, Tyagi SC. Homocysteine mediated decrease in bone blood flow and remodeling: role of folic acid. J Orthop Res. 2011 Oct;29(10):1511-6. doi: 10.1002/jor.21415. Epub 2011 Apr 5. PMID: 21469179; PMCID: PMC3583304.

(503) Normwerte von Homocystein: http://www.homocystein-netzwerk.de/homocystein/homocystein-werte-deuten/

(504) Chee WS, Suriah AR, Chan SP, Zaitun Y, Chan YM. The effect of milk supplementation on bone mineral density in postmenopausal Chinese women in Malaysia. Osteoporos Int. 2003 Oct;14(10):828-34. doi: 10.1007/s00198-003-1448-6. Epub 2003 Aug 12. PMID: 12915959.

(505) Malmir H, Larijani B, Esmaillzadeh A. Consumption of milk and dairy products and risk of osteoporosis and hip fracture: a systematic review and Meta-analysis. Crit Rev Food Sci Nutr. 2020;60(10):1722-1737. doi: 10.1080/10408398.2019.1590800. Epub 2019 Mar 26. PMID: 30909722.

(506) Aune D, Navarro Rosenblatt DA, Chan DS, Vieira AR, Vieira R, Greenwood DC, Vatten LJ, Norat T. Dairy products, calcium, and prostate cancer risk: a systematic review and meta-analysis of cohort studies. Am J Clin Nutr. 2015 Jan;101(1):87-117. doi: 10.3945/ajcn.113.067157. Epub 2014 Nov 19. PMID: 25527754.

(600) Dawson-Hughes B, Heaney RP, Holick MF, Lips P, Meunier PJ, Vieth R. Estimates of optimal vitamin D status. Osteoporos Int. 2005 Jul;16(7):713-6. doi: 10.1007/s00198-005-1867-7. Epub 2005 Mar 18. PMID: 15776217.

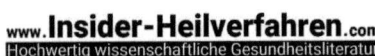

(601) Bischoff-Ferrari HA, Giovannucci E, Willett WC, Dietrich T, Dawson-Hughes B. Estimation of optimal serum concentrations of 25-hydroxyvitamin D for multiple health outcomes. Am J Clin Nutr. 2006 Jul;84(1):18-28. doi: 10.1093/ajcn/84.1.18. Erratum in: Am J Clin Nutr. 2006 Nov;84(5):1253. Dosage error in published abstract; MEDLINE/PubMed abstract corrected. Erratum in: Am J Clin Nutr. 2007 Sep;86(3):809. Dosage error in published abstract; MEDLINE/PubMed abstract corrected. PMID: 16825677.

(602) Audran M, Renier JC, Jallet P, Bidet M, Basle MF, Seret P. Etude des concentrations sériques en 1,25-dihydroxyvitamine D dans des cas d'ostéomalacie, de dysfonctionnement parathyroïdien et d'hypercalciurie idiopathique [Serum concentrations of 1,25-dihydroxyvitamin D in cases of osteomalacia, parathyroid dysfunction and idiopathic hypercalciuria]. Rev Rhum Mal Osteoartic. 1987 Feb;54(2):163-9. French. PMID: 3563383.

(603) Massadeh AM, Al-Safi SA, Momani IF, Alomary AA, Jaradat QM, AlKofahi AS. Garlic (Allium sativum L.) as a potential antidote for cadmium and lead intoxication: cadmium and lead distribution and analysis in different mice organs. Biol Trace Elem Res. 2007 Winter;120(1-3):227-34. doi: 10.1007/s12011-007-8017-3. PMID: 17916975.

(604) Chang HS, Ko M, Ishizuka M, Fujita S, Yabuki A, Hossain MA, Yamato O. Sodium 2-propenyl thiosulfate derived from garlic induces phase II detoxification enzymes in rat hepatoma H4IIE cells. Nutr Res. 2010 Jun;30(6):435-40. doi: 10.1016/j.nutres.2010.06.007. PMID: 20650352.

(605) Die Wechseljahre erhöhen das Eisenspeicherprotein Ferritin in der Haut
http://europepmc.org/article/med/23752032

(606) Camiolo G, Tibullo D, Giallongo C, Romano A, Parrinello NL, Musumeci G, Di Rosa M, Vicario N, Brundo MV, Amenta F, Ferrante M, Copat C, Avola R, Li Volti G, Salvaggio A, Di Raimondo F, Palumbo GA. α-Lipoic Acid Reduces Iron-induced Toxicity and Oxidative Stress in a Model of Iron Overload. Int J Mol Sci. 2019 Jan 31;20(3):609. doi: 10.3390/ijms20030609. PMID: 30708965; PMCID: PMC6387298.

(607) Kharchenko OA, Balan HM, Bubalo NN, Mymrenko TV. [Oxidative stress and antioxidant therapy with alpha-lipoic acid inclusion in acute poisoning by herbicide based on 2,4-dichlorphenoxyacetic acid]. Lik Sprava. 2014 Jan-Feb;(1-2):140-5. Ukrainian. PMID: 24908976.

(608) Anuradha B, Varalakshmi P. Protective role of DL-alpha-lipoic acid against mercury-induced neural lipid peroxidation. Pharmacol Res. 1999 Jan;39(1):67-80. doi: 10.1006/phrs.1998.0408. PMID: 10051379.

(610) Das UN. Auto-immunity and prostaglandins. Int J Tissue React. 1981 Jun;3(2):89-94. PMID: 7035343.

(611) Beziehung zwischen Selen, Blei und Quecksilber in roten Blutkörperchen saudischer autistischer Kinder
https://link.springer.com/article/10.1007/s11011-017-9996-1

(612) Die Ergänzung mit organischem Selen erhöht die Quecksilberausscheidung und verringert den oxidativen Schaden bei Bewohnern, die langfristig Quecksilber ausgesetzt sind, aus Wanshan, China
https://www.semanticscholar.org/paper/Organic-selenium-supplementation-increases-mercury-Li-Dong/80674a6e70e01d9445ba6a1ee9bae68a94486bb9

(613) McGinley AM, Sutton CE, Edwards SC, Leane CM, DeCourcey J, Teijeiro A, Hamilton JA, Boon L, Djouder N, Mills KHG. Interleukin-17A Serves a Priming Role in Autoimmunity by Recruiting IL-1β-Producing Myeloid Cells that Promote Pathogenic T Cells. Immunity. 2020 Feb 18;52(2):342-356.e6. doi: 10.1016/j.immuni.2020.01.002. Epub 2020 Feb 4. PMID: 32023490.

(614) Zhao R. Immune regulation of bone loss by Th17 cells in oestrogen-deficient osteoporosis. Eur J Clin Invest. 2013 Nov;43(11):1195-202. doi: 10.1111/eci.12158. Epub 2013 Sep 5. PMID: 24033116.

(615) Fitzpatrick LA, Buzas E, Gagne TJ, Nagy A, Horvath C, Ferencz V, Mester A, Kari B, Ruan M, Falus A, Barsony J. Targeted deletion of histidine decarboxylase gene in mice increases bone formation and protects against ovariectomy-induced bone loss. Proc Natl Acad Sci U S A. 2003 May 13;100(10):6027-32. doi: 10.1073/pnas.0934373100. Epub 2003 Apr 25. PMID: 12716972; PMCID: PMC156320.

(616) Delsignore JL, Dvoretsky PM, Hicks DG, O'Keefe RJ, Rosier RN. Mastocytosis presenting as a skeletal disorder. Iowa Orthop J. 1996;16:126-34. PMID: 9129284; PMCID: PMC2378151.

(617) Jung JW, Kang HR, Kim JY, Lee SH, Kim SS, Cho SH. Are asthmatic patients prone to bone loss? Ann Allergy Asthma Immunol. 2014 May;112(5):426-31. doi: 10.1016/j.anai.2014.02.013. Epub 2014 Mar 18. PMID: 24650445.

(618) Kostrzak A, Męczekalski B. Wpływ hiperprolaktynemii na gęstość mineralną kości [Hyperprolactinaemia and bone mineral density]. Pol Merkur Lekarski. 2015 Aug;39(230):122-5. Polish. PMID: 26319389.

(619) Moat SJ, Ashfield-Watt PA, Powers HJ, Newcombe RG, McDowell IF. Effect of riboflavin status on the homocysteine-lowering effect of folate in relation to the MTHFR (C677T) genotype. Clin Chem. 2003 Feb;49(2):295-302. doi: 10.1373/49.2.295. PMID: 12560354.

(620) Wiklund O, Fager G, Andersson A, Lundstam U, Masson P, Hultberg B. N-acetylcysteine treatment lowers plasma homocysteine but not serum lipoprotein(a) levels. Atherosclerosis. 1996 Jan 5;119(1):99-106. doi: 10.1016/0021-9150(95)05635-1. PMID: 8929261.

(621) Norsidah KZ, Asmadi AY, Azizi A, Faizah O, Kamisah Y. Palm tocotrienol-rich fraction reduced plasma homocysteine and heart oxidative stress in rats fed with a high-methionine diet. J Physiol Biochem. 2013 Sep;69(3):441-9. doi: 10.1007/s13105-012-0226-3. Epub 2012 Dec 4. PMID: 23208529.

(622) Lee JE, Jacques PF, Dougherty L, Selhub J, Giovannucci E, Zeisel SH, Cho E. Are dietary choline and betaine intakes determinants of total homocysteine concentration? Am J Clin Nutr. 2010 May;91(5):1303-10. doi: 10.3945/ajcn.2009.28456. Epub 2010 Mar 10. PMID: 20219967; PMCID: PMC2854904.

(623) https://www.hairlosstalk.com/interact/threads/apple-cider-vinegar.50587/

(624) Sakakibara S, Murakami R, Takahashi M, Fushimi T, Murohara T, Kishi
M, Kajimoto Y, Kitakaze M, Kaga T. Vinegar intake enhances flow-mediated
vasodilatation via upregulation of endothelial nitric oxide synthase activity.
Biosci Biotechnol Biochem. 2010;74(5):1055-61. doi: 10.1271/bbb.90953.
Epub 2010 May 7. PMID: 20460711.

(625) Gheflati A, Bashiri R, Ghadiri-Anari A, Reza JZ, Kord MT, Nadjarzadeh A.
The effect of apple vinegar consumption on glycemic indices, blood pressure, oxidative stress, and homocysteine in patients with type 2 diabetes
and dyslipidemia: A randomized controlled clinical trial. Clin Nutr ESPEN.
2019 Oct;33:132-138. doi: 10.1016/j.clnesp.2019.06.006. Epub 2019 Jul 9.
PMID: 31451249

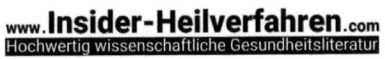

(701) Gutierrez AD, de Serna DG, Robinson I, Schade DS. The response of gamma vitamin E to varying dosages of alpha vitamin E plus vitamin C. Metabolism. 2009 Apr;58(4):469-78. doi: 10.1016/j.metabol.2008.11.003. PMID: 19303966; PMCID: PMC2688826.

(702) Helzlsouer KJ, Huang HY, Alberg AJ, Hoffman S, Burke A, Norkus EP, Morris JS, Comstock GW. Association between alpha-tocopherol, gamma-tocopherol, selenium, and subsequent prostate cancer. J Natl Cancer Inst. 2000 Dec 20;92(24):2018-23. doi: 10.1093/jnci/92.24.2018. PMID: 11121464.

(703) Jiang Q, Ames BN. Gamma-tocopherol, but not alpha-tocopherol, decreases proinflammatory eicosanoids and inflammation damage in rats. FASEB J. 2003 May;17(8):816-22. doi: 10.1096/fj.02-0877com. PMID: 12724340.

(704) Chiodini I, Scillitani A. Attuali conoscenze sulla patogenesi dell'osteoporosi: il ruolo dell'increzione di cortisolo [Role of cortisol hypersecretion in the pathogenesis of osteoporosis]. Recenti Prog Med. 2008 Jun;99(6):309-13. Italian. PMID: 18710063.

(1054) Entgleisung des Natrium/Kalium-Gleichgewichts (Weltgesundheitsorganisation): http://www.who.int/dietphysicalactivity/Elliot-brown-2007.pdf

█ Bildnachweise

Coverfoto (Teenager): © oneinchpunch, Fotolia
Hintergrundbild (Knochen): © Images licensed by Ingram Image

Seite 13:
Von oben nach unten:
Bild 1: Pixabay
Bild 2: Bild von Alexa auf Pixabay
Bild 3: Bild von Steve Buissinne auf Pixabay

Seite 41 (Kalium):
Bild von manseok Kim auf Pixabay

Seite 90 (Knoblauch):
Bild von congerdesign auf Pixabay

Seite 97 (Ackerschachtelhalm):
Pixabay

Seite 103 (Sulforaphan):
Bild von auntmasako auf pixabay

Seite 127 (Ginkgo):
Bild von Leopictures auf Pixabay

Seite 133 (Apfelessig):
© Images licensed by Ingram Image

Seite 143 (Trockenpflaumen):
Bild von Александр Вальков auf Pixabay

Seite 177 (Kraftsport):
© Images licensed by Ingram Image

Impressum

Der Autor Christian Meyer-Esch beschäftigt sich seit 20 Jahren intensiv mit ganzheitlicher Medizin. Er prüft wissenschaftlichen Studien und Erfahrungsberichte weltweit, um Lösungen, insbesondere für schwer behandelbare Krankheiten zu finden. Zu seinem Schwerpunkt zählt vor allem die Ursachenforschung.

Herausgeber:
Insider-Heilverfahren.com
Christian Meyer-Esch
Haben Sie Fragen, Anregungen oder Kritik, senden Sie gerne eine e-Mail: mail@insider-heilverfahren.com

Vertrieb:
Books on demand, Norderstedt

Hat Ihnen dieses Buch gefallen?
Unterstützen Sie meine Arbeit gerne durch eine **Rezension** in einem der vielen Buch-Shops. Ich weiß das sehr zu schätzen!

Einige meiner weiteren Bücher könnten Sie auch interessieren:

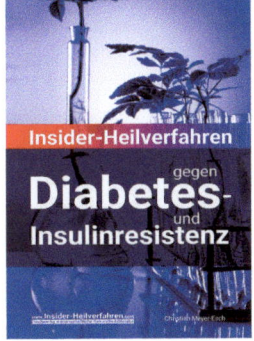

Insider-Heilverfahren gegen Diabetes- und Insulinresistenz

Obwohl die Mehrheit der Schulmediziner nach wie vor an Zucker als Ursache für Diabetes glaubt, kommen immer mehr Insider zu dem Schluss, dass die Ursache von Diabetes nicht Zucker ist, sondern eine Verfettung der Zellen. Auch sehr schlanke Menschen können innerlich verfettet sein. In diesem umfassenden Ratgeber erfahren Sie, wie Sie Ihre Organe und Gewebe entfetten und die Insulinsensitivität der Zellen wiederherstellen. Zahlreiche Insider-Heilverfahren gegen Diabetes- und Insulinresistenz warten auf Sie!

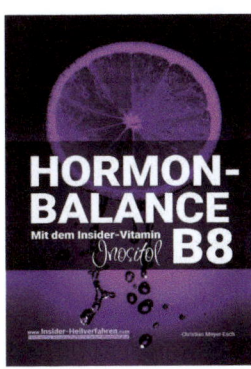

HORMON-BALANCE mit dem Insider-Vitamin B8 Inositol

Der Hormonhaushalt vieler Menschen ist außer Kontrolle geraten. Was viele nicht wissen: Ein einfaches B-Vitamin, welches vor einigen Jahren aus dem Vitamin-Katalog gestrichen wurde, kann sämtliche Hormone wieder ins Gleichgewicht bringen.
Viele gesundheitliche Probleme wie prämenstruelles Syndrom, unerwünschte Körperbehaarung bei Frauen, Akne, fettige Haut, Haarausfall- und Glatzenbildung, aber auch Depressionen und andere psychische Probleme sowie Unfruchtbarkeit wurden bereits erfolgreich mit Vitamin B8 Inositol geheilt.

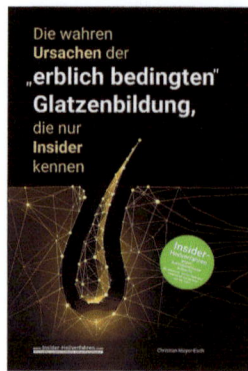

Die wahren Ursachen der "erblich bedingten" Glatzenbildung, die nur Insider kennen

Die Glatze ist ein degenerativer Prozess aus Verkalkung und Vernarbung, dem Entzündungsprozesse vorausgehen und in einer starken Durchblutungsstörung und Sauerstoffmangel mündet.

- In diesem Buch erfahren Sie Insider-Wissen nach den neuesten wissenschaftlichen Erkenntnissen, von dem auch die meisten Ärzte und Heilpraktiker heute noch nichts wissen.

- Was bislang wirklich geholfen hat.

- Mit zahlreichen wissenschaftlichen Studien, Erfahrungsberichten und Vorher-Nachher-Fotos.

Heilen und Entgiften mit Rizinusöl

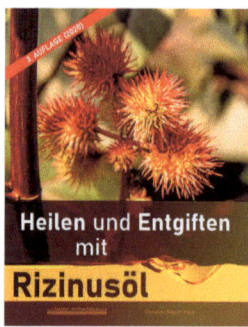

Rizinusöl kennen die meisten Menschen lediglich als Abführmittel. Doch bislang nur in Insider-Kreisen bekannt, ist die Tatsache, dass mit Hilfe von Rizinusöl bereits ein ganzes Dutzend Krankheiten geheilt wurden. Ob schwere Allergien, Tinnitus, Haarausfall / Glatzenbildung, Histamin-Intoleranz, Akne, Migräne und sogar Kurzsichtigkeit und vieles mehr. Zusätzlich gibt das Buch Fachinformationen über den genauen Wirkmechanismus und die Prostaglandine.

Knochen wie ein Teenager: Insider-Heilverfahren gegen Osteoporose und Knochenbrüche

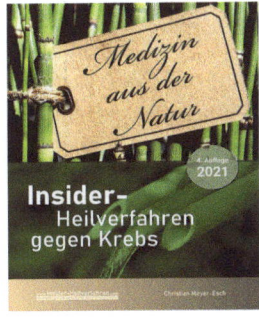

Insider-Heilverfahren gegen Krebs

In diesem smarten, wissenschaftlich fundierten Ratgeber steht alles, was ein Krebs-Patient wissen MUSS: Rund 70 alternative Krebstherapien mit zahlreichen Studien, Erfahrungsberichten, Dosierungs-Richtwerten, Kosten und Bezugsquellen. Dieses Buch beweist mit zahlreichen Studien, dass die Krebsforschung deutlich weiter ist, als man uns in den Mainstream-Medien und der Schulmedizin erzählt. Es werden zahlreiche Heilverfahren vorgestellt (darunter u.a. organisches Germanium, intravenöses Vitamin C, Salvestrol, Melatonin, um nur einige zu nennen), die in wissenschaftlichen Studien, teils sogar in Fall-Studien an Menschen, nachweislich zur Heilung geführt haben.

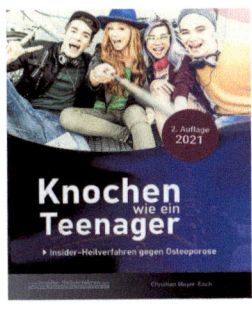

Knochen wie ein Teenager: Insider-Heilverfahren gegen Osteoporose

Bei Osteoporose denken die meisten Menschen an Wechseljahre, Calcium- und Vitamin D-Mangel. Dass es in Wirklichkeit aber ganz anders ist, beweist dieses Buch mit zahlreichen Studien-Quellen. Je älter wir werden, desto mehr VERkalken (!) so ziemlich alle unsere Organe und Gewebe.

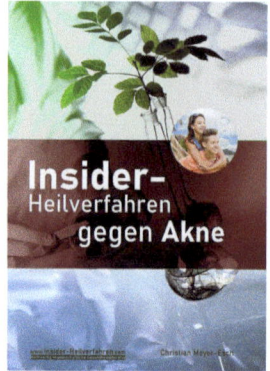

Insider-Heilverfahren gegen Akne

Schluss mit der ewigen Schmiererei! Akne kommt von innen. Hauterkrankungen wie Akne sind nicht nur unter jungen Erwachsenen (Jugendlichen) ein Problem. Es herrscht der weit verbreitete Irrglaube, es würde so etwas wie eine „Pubertäts-Akne" geben. Doch warum gibt es dann so viele Jugendliche, die keine Akne haben? Die Pubertät kann Akne also bestenfalls begünstigen, aber niemals auslösen. In diesem Buch erfahren Sie Insider-Ursachen und Insider-Heilverfahren, die selbst in alternativmedizinischen Kreisen kaum bekannt sind. Sie lernen die wahren Ursachen von Akne kennen und wie Sie diese ganz leicht beheben können.

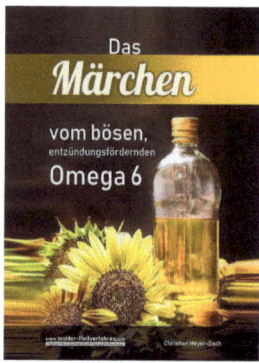

Das Märchen vom bösen, entzündungsfördernden Omega 6

Omega 3-Fettsäuren sind in aller Munde. Es wird der Anschein erweckt, als seien wir mit Omega 6 maßlos überversorgt und es würde lediglich an Omega 3 mangeln. Doch ganz so einfach ist es nicht. Denn auch die Omega 6-Fettsäuren sind sehr gesund und konnten bereits zahlreiche Krankheiten lindern und heilen.